新装版

王朝貴族の病状診断

服部敏良

吉川弘文館

はしがき

平安時代、ことに藤原道長を中心とした時代には、多くの公家による日記がある。たとえば、『御堂《みどう》関白記《かんぱくき》』『小右記《しょうゆうき》』『左経記《さけいき》』『権記《ごんき》』等、その数はきわめて多い。一方、この時代には『栄花物語』『大鏡』等の歴史物語も書かれた。われわれは、これらによって当時の政治・社会・文化をはじめ、医学の状況等をも如実に知ることができる。とりわけ医学の面では、幸いにもこれらの日記・文学等に当時の貴族の病気の状況、あるいは治療法などが詳しく記されている。

このことは、単に医学史の面で興味があるばかりでなく、当時の社会情勢を知るにも、きわめて重要なことであり、平安朝の国史・国文学の面にも役立つことが多い。よって本書は、古記録に記されている病気、たとえば風病、寸白、二禁等の病状の記載が区々にわかれ、容易にその実態を知ることが困難であることにかんがみ、これらの病気につき、できるだけ多くの史料を基にして、その本態を明らかにすることにつとめた。

また、この時代は藤原氏による摂関政治、ことに閨閥政治が行われ、当時の貴族たちは、互いにその女を後宮に入れて、外孫を皇位につかせ、外戚の権を握ることを最大の念願としていた。そのため天皇は、外戚の権を握る藤原氏の専横のため、好むと好まざるとにかかわらず、藤原氏の女をいれて妃とせざるを得ず、天皇の婚姻は藤原氏を中心とした従兄弟姉妹関係の近親結婚に終始した。

このような近親結婚は、時としては子孫に悪影響を及ぼし、白痴・不具等の出現すらみることも稀ではないが、当時の皇族に、このようなものがほとんどみられないのは幸いなことであった。

しかし、冷泉・花山の両帝は、多くの人々によって、「物狂いの天皇」と言われている。また、三条天皇が眼疾のため不遇の世をおくられたことは、周知の通りである。しかし、果して冷泉・花山天皇は、狂人であったと言い得るであろうか。もしそうとしても、あるいはこのような近親結婚の犠牲者ではなかっただろうか。また、三条天皇の眼病も、何が真の原因であったのか。これらのことが十分に解明されないまま、今日に及んでいる。

また、藤原道長は一家三后の栄を誇り、「この世をばわが世とぞ思ふ望月のかけたることの無しと思へば」と歌ってわが世の春を謳歌している。しかし、果して道長は、その時、わが世を謳うほど身心ともに恵まれた状態にあったのであろうか。『栄花物語』『大鏡』等は道長の生涯をきわめて好意的に記しているが、果してこれが道長の真実の人間像であったであろうか。

このように、王朝時代の医学関係には、従来、不問に附されたまま残された多くの問題点がある。そこで私は、これらについて多くの史料にもとづいて解明のメスをいれ、その疑問点を明らかにすることを念じて、本書の刊行を思い立った次第である。博雅の御叱正を得れば幸甚の至りである。

なお、本書の成るにあたって、松村博司先生（名大名誉教授）には親しく御校閲をいただき、また御懇篤な跋文を賜った。また、土田直鎮（東大教授）・後藤重郎（名大教授）・木代修一（駒沢大教授）・所功（文部省教科書調査官）の各先生には種々御示教・御助言を受けた。ここに先生方の御高情に対して厚く感謝の意を表したい。

最後に、本書出版の労をとられた吉川弘文館の吉川圭三社長・黒板伸夫編集長・渡辺清編集部員、また何かとお世話になった杉戸千洋・沢田加代子両氏に対し、心から御礼申上げる次第である。

昭和五十年五月

服部敏良

目次

I 疾病の解説

第一　日記物語と疾病

王朝時代の古記録には多くの病名が記されているが、これらの病状の記録が余りにも簡単なため、あるいは逆に病状が複雑すぎて、今日の医学からみて、どのような病気か、これを推定することの困難な場合が多い。

しかし、これらの病気の実態を明らかにすることは、医学の面からのみでなく、国史・国文の研究の上にも、きわめて重要なことである。よって私は、これらの病気について可能なかぎりの考究を行い、その実態を把握し、これを解説することとした。以下、各々の病気について検討を加えてみよう。

1　風　病

古記録に記されている病気の中で最も多く出てくる病気であるが、この病気の症状、療法等の記載が余りにもまちまちで、いったい風病とはいかなる病気を言うのか、簡単に言い切れないほど複雑な症状を持つ病気である。

「かぜ」と言えば、誰しもが知っている単純な病気にみえるが、実は今日でも、その実態が明らかでないごとく、この時代の風病も「かぜ」すなわち感冒のみならず、その他の病気をも包含した多くの綜合的な病気の総称であって、これを簡単に理解することは困難である。

天元五年(九八二)、名医丹波康頼が撰述した『医心方《いしんほう》』の中には、中国の医書を引用して風病を論じている。これによれば、

黄帝大素経に云う。風は百病の長也。其の変化するに至って他病となる。常方無し。

楊上善に云う。百病は風に因って生じ、変じて万病となる。又云う。人の生は風気を感じて生ず。

其病となるは風気に因って病となるなり。

素問経に云う。千病万病、風に非ざる病無し。

小品方に云う。説に曰く、風は四時五行の気也。八方に分布し、十二月に順ひ三百六十日に終る。各時を以てその家郷より来るを正風となす。天地にありては五行となり、人に在りては五臓の気となる。万病育成の順うところにして毒厲の気に非ざるなり。病むと雖も自ら差るものあり。治を加えて愈り易きものあり。其風時に非ざれば則ち毒風となる也。

と記し、『諸病源候論』には、

中風は風気の人に中るためなり。風は是れ四時の気なり。八方に分布して万物の長養を主る。其郷より来る者には人に死病少なし。其郷より来らざる者には人に死病多し。其病をなすや皮膚の間に蔵れ、内に通ずるを得ず、外に泄すことを得ず、経脉に入り、五臓に行き、各臓腑に随って

病を生ず。

と記している。

このように、中国の医学では、風は四時五行の気であり、人は生まれながらに風気を受けて生育し、風気は皮膚や五臓の間に分布する。したがって正風の気を受ければ病気にはならないが、逆風を受ければ、これが皮膚の間にとどまり、あるいは五臓に働いて病気となると言うのである。

この風気は、エジプト医学やローマ医学の説くプノイマと同じようなもので、人間の生命の根幹をなすもので、これが順調に体内をめぐる時は健康であり、もし不純の気が体内に入り、あるいは体内の循環が正しくなければ、気はそこに停滞して病気のもととなると言うのである。これは後世、江戸時代に後藤艮山《こんざん》が一気留滞論を唱え、気の留滞が病気の原因となると説いているのと同じようで、万病はこの風気の順逆、あるいは停滞が原因となって起こるものと考えていた。

このようにみると、風気が停滞する箇所、あるいは不純の風気が侵す身体の箇所によって、それぞれ病気の症状が異なるのは当然である。したがって『諸病源候論』には、風気の侵されるところによって腎中風・肝中風・脾中風・心中風等の病名があげられ、また侵された臓器によって異なった病状が記されている。結局、風病と言うのは、風気と言うよりむしろ風毒によって起こる病気であり、したがって、百病は風によって生ずと考えられるようになった。すなわち、すべての病気は風毒によって起こるから、これを風病と言い得るのである。

しかし、人智が進み、医学が進歩するにつれ、病気のうち症状の固定したもの、たとえば咳嗽《がいそう》（せき）を主症状とするものは咳病、黄疸を主とするものには黄疸、あるいは下痢・嘔吐・腹痛を主訴とするものを霍乱《かくらん》、あるいは血便を主とする赤痢、下痢のみを主症状とするものを痢病と称し、さらに、伝染性疾患に対しても、その症状・原因等によって疱瘡、麻疹、瘧《ぎやく》病《びよう》等の病名がつけられるようになった。

このように、風病と称するものが、それぞれの症状、あるいは原因によって区別され、それに一々病名がつけられて、風病から除外されるようになると、あとに残るものは当時の医師達にまったく不可解な病気と考えられていた神経系統の病気や症状の不特定な感冒性疾患であり、これらが一応風病として残されることになった。

したがって、『諸病源候論』に風病症候として記されている症状は、

一、風により口噤す。風により舌強ばり語るを得ず。風により口喎《ゆが》む。風により四肢拘攣し、屈伸するを得ず。風により身体手足随わず、風により半身不随、風湿により身体と手と不随

二、風湿、風痺、風により身体に疼痛あり、風痺にて手足不随

三、歴節風候、脚気（『千金方』）

四、風湿、風頭眩、風邪

等である。

このうち第一項に属するものは、明らかに中枢神経系統に属する疾患の症状であり、当時の人々も

このような症状を呈するものを「中風」と称し、「風毒に中《あた》ったもの」と考えていた。現今われわれが中気・中風と呼ぶ病気であることは言うまでもない。第二項に属する症状は、主として末梢神経系統に属する疾患の症状で、この中に神経麻痺・神経痛を含んでいる。第三項に記されたものは今日のリューマチス性疾患あるいは脚気のごときもので、当時の人々は、これらの病気も風病と考えていた。さらに第四項に記されたものの中には、神経系疾患の症状とともに現今の風邪、すなわち感冒性疾患と思われるものの症状が記されている。

このように、中国医学において風病はきわめて複雑な症状をもつものであり、これを受けついだわが国の平安時代の医師が、風病の本態について十分の知識を持ち得なかったのは当然である。したがって当時の記録から直ちにその本態を知ることは難かしいものがあるのも止むを得ないであろう。いま平安時代に記された記録から風病の状況を拾録してみよう。『落窪物語』巻二（日本古典文学大系による。以下同じ）は、

風引きて、腹のこほ〳〵と申ししを、（中略）みだれがはしき事の出でまうで来にしかば、物も覚えで、まづまかり出でて、しつゝみたりし物を洗ひし程に、夜は明けにけり。

と記している。「風引きて、腹のこほ〳〵と申」と言うのは、おそらく今日の感冒性下痢をさすのであろう。したがって「風引きて」は今日と同じように風をひくことであろう。

『栄花物語』（日本古典文学大系による。以下同じ）には、しばしば風病のことが記されている。これを列

記すると、

(1)　かゝる程に、九条殿（師輔《もろすけ》）悩しうおぼされて、御風などいひて、御湯茹《ゆで》などし、薬きこしめして過させ給ほどに、まめやかに苦しうせさせ給えば、（下略）（月の宴）

(2)　摂政殿（実頼）も怪しう風起りがちにておはしまして、内にもたはやすくは参り給はず。（下略）（月の宴）

(3)　みだり風などさま〳〵の御障りどもを申させ給ひつゝ、（下略）（花山たづぬる中納言）

(4)　関白殿（道隆）御心地猶悪しうおぼさるれば、「御風にや」などおぼして、ほを（朴）などまいらすれど、更におこたらせ給はず。（下略）（みはてぬゆめ）

(5)　大将殿日頃御心地いと悩ましう思さる。御風などにやとて、御湯茹でさせ給ひ、朴きこしめし、「御読経の僧ども番かゝさず仕まつるべく」など宣せ、（下略）（たまのむらぎく）

(6)　猶この殿（頼通）は、小うよりいみじう風重くおはしますとて、風の治どもをせさせ給ふ。日頃過るにその験なし。（たまのむらぎく）

(7)　いと悩しうおぼされければ、「御風にや」とて、茹でさせ給ひて上らせ給ふに、御口鼻より血あえて、やがて消え入り給ひぬ。（もとのしづく）

(8)　この夜は風病の重さになさけなくし集めて侍べるを、分ち奉るなり。（こまくらべの行幸）

(9)　この頃入道殿（道長）も、御風など起らせ給てさま〴〵悩しう思さるれば（下略）（みねの月）

⑽　か丶る程に、大宮（妍子）の御前怪しう悩しうおぼされて、ともすればうち臥させ給。御面赤み苦しうて、御足た丶かせて起き臥させ給。（中略）「御風にや」と朴きこしめさせなどすれど、同じ様におはしまして、かくて四五日にならせ給ぬ。（わかみづ）

⑾　風にやとてほを参り、湯茹などして心み給けれど、いと苦しうのみおぼされければ、（下略）
（つるのはやし）

⑿　かくて今の右大殿（師房）、十余日より風起らせ給て、日頃になれど、更におこたらせ給はず。
（下略）（布引の滝）

等の記事があるが、これらが具体的にどのような病気であるかを類推することは困難である。しかし、前掲⑸項の病気を、『小右記《しょうゆうき（おうき）》』（藤原実資の日記）の長和四年（一〇一五）十二月十二日条と対比すると、同記には、

守隆朝臣云う。左大将去る八日より、頭打（頭痛）身熱にて悩み苦しむ。就中、昨、一昨日重く悩む。今日軽重を聞かず、時行の疑い有るに依り、不断読経を行う。

とあり、藤原頼通のかかった風病は、頭痛・熱発等の症状があり、感冒のごときものであったと想像される。また、⑽項、藤原妍子《けんし》の風病は、顔が赤くなって苦しまれたことより想像して、一応風病のため熱発があったものと思われるが、その他の例は、いかなる病気であったか推定し難い。『加茂保憲女集』には、「あしひきのやまひやむてふほうのかはふきよるかぜもあらじとぞおもふ」とあるも

のも参考となる。しかし前記風病に対する療法として『栄花物語』に記されたものは、湯茹で⑴・⑸・⑺・⑾と朴の服用⑷・⑸・⑽・⑾があり、両者それぞれ単独に、あるいは併用して用いられたことを知り得る。また『大鏡』（日本古典文学大系による。以下同じ）には、

もとより御風おもくおはしますに、医師共の、「大小寒の水を御ぐしにいさせ給へ」と申ければ、こほりふたがりたる水をおほくかけさせたまひけるに、いといみじくふるひわなゝかせたまひて、御いろもたがひおはしましたりけるなむ、いとあはれにかなしく人々みまいらせけるとぞ、うけ給はりし。

と、風病に凍りつくような厳寒の水を頭からそそぐ治療を行なったことを記している。

さらに、『御堂関白記《みどうかんぱくき》』（藤原道長の日記）には、道長が患った風病について記しているが、多くは、「風病発動」または「悩風病」とのみ記され、症状を記していない。しかし、幸いにも前述のごとく当時道長とともに廟堂にあって右大臣をつとめた藤原実資《さねすけ》の日記に『小右記』があり、これに道長の症状を比較的詳しく記している。したがって、道長の症状を『小右記』と対比すると、道長の風病の状況をある程度類推することができる。たとえば、長和四年（一〇一五）六月二日、道長は『御堂関白記』に「風病発動」とのみ記しているが、『小右記』同日条には、

左相（道長）去夕より悩気有るの由と云々。仍彼殿に参る。頭打頗る悩みの由おおせらる。

とあり、このときの道長の風病の主症状は、頭痛であったことを知り得る。

また、『小右記』には実資が患った風病の症状を記している。すなわち、長保元年（九九九）九月十四日から同月十七日にかけ、実資は風病にかかっているが、その症状は、

○昨酉剋許より心神亦乱る。身熱辛苦、風病の疑有るにより、早旦沐浴す。今夜蓮舫阿闍梨を枕上に坐せしめ祈誓せしむ。今日飲食殊に受けず。（十四日）

○今暁より身熱頗る消す。夜半より頭打。（十五日）

○所悩暁より頗る宜し。（十六日）

○暁方より心神例に復す。（十七日）

と記している。実資の風病は、熱発・頭痛・食不振を主訴とする感冒であったことがわかる。しかし、実資は風病と知りながら早朝沐浴を行なっており、ために一時苦痛が増大したが、三日後に恢

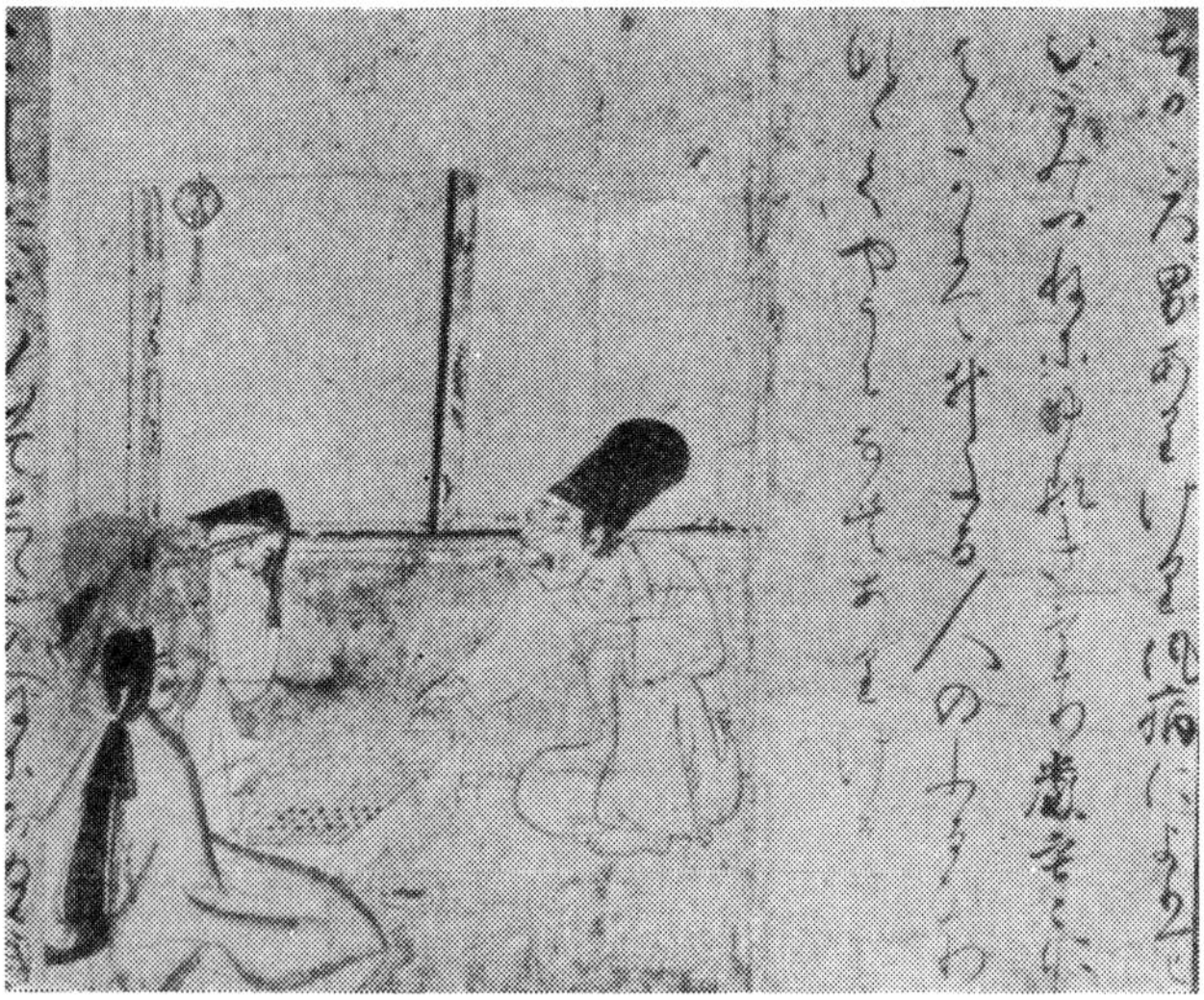

図1　風　　病（「病草紙」）

復したことを記している。おそらく当時は感冒にかかったとき、沐浴することが治療法とされていたのであろう。この例は前述『栄花物語』に記された湯茹での療法と一致している。

しかるに、平安末期ごろ画かれたと思われる「病草紙《やまいのぞうし》」には、

風病によりて、ひとみつねにゆるぎけり。厳寒にはだかにてゐたる人のふるひわなゝくやうになむありける。

との詞書《ことばがき》を記し、碁盤の傍に立膝をした男が、眼をつり上げ、口をゆがめた顔をしている図が画かれている（図1）。詞書に「ひとみつねにゆるぎけり」と記しているのは、おそらく眼球震戦症をさしているのであろう。したがって、この風病は感冒ではなく、中枢神経系の病気をさしているものと思われる。また、『小右記』の長和四年（一〇一五）十二月二十九日条には、

資平来りて云う。今夕平宰相（親信）の許に向う。病患を訪わんがためなり。或いは云う。言語正しからず。進退例を失う。中風のごときか。

と、参議平親信が言語不明、進退不能の状況にあり、実資は、「中風歟」と疑ったと記している。前述のごとく、脳溢血・脳栓塞等のため半身不随となり言語障碍をきたすことも風病と考えられ、これを特に中風と称していた。当時の人々も、風病の中に中風と呼ぶ病気のあることを知っていたのであった。これは明らかに中枢性神経系に属する病気であることは言うまでもない。

以上、平安時代の文学・古記録等により、風病の症状を記述した。これによって、風病には現今の

感冒と思われる病気、明らかに中枢神経系に属する疾患と思われるもの、症状の不明なもの、のあることを知ることができた。また、その治療法にも、湯浴を主とするもの、灌水療法を行うもの、朴を内服せしめるもの、の三種の療法のあることを知った。

　このように、風病は複雑な症状を持つ病気であるため、江戸時代の学者、佐藤方定は、その著『奇魂』の中で、

古今名同しく病異なるは、続紀（天応元年）に詔曰、朕枕席不レ安稍移二晦朔一、云々。詔曰、云々加以、元来風病爾苦都々、云々とみえ、後紀（大同四年）にも天皇自二従去春一寝膳不レ安云云詔曰、朕躬元来、風病爾苦都都云云、栄華物語にも、なほこの殿は、ちいさくより風重くおはしまして、かぜの療法どもせさせ給（此外猶多し）等あるを考ふれば、状も定らず、常あつしくて、年普く個疾と成れるを云にて、今俗に癇とみえたり、今世にいふ風病には非る類也。

と、風病は癇の病にて神経系疾患の一種であり、感冒とはまったく異なるものと考えていた。

　また、奈須柳村は『本朝医談』に、

むかしの物語を読むに風の心地といへる詞あり。是は諸病の因は風塞なりとくすしがいひたるが世人にうつりて、風病は風より起るものと心得たるやうに見ゆれども、斯邦に一種かぜといふ症あるにより唐土のいふ風とは異なり、其異なる事は治療の異なるに知るべし。

栄花物語長徳元年関白殿御心地あしく御風にもなとおほして朴なとまゐらすれどおこたらせ給は

ず、加茂保憲女集足引の病やむてふほゝの皮吹寄風はあらしとぞ思ふ。是はほゝの木の皮を用て癒る病ありて是を風といふなり。本草厚朴といひ伝へたる主治に拘はらすこれを用て斯邦の風といふ病はなほるなり。

と、風の病は、朴で癒るわが国独特の病気であるとしているが、その本態については触れていない。そして風病に韮を使用することについても、

源氏物語月頃ふびやうのおもければ極熱の草薬を服と、大和本草蒜（韮一名起陽草）、夏月食レ之解二暑毒一故といふはうけがたし。本文は草の性熱なる事をいふなり。蒜韮の類は下痢を治する物なり。さればふびやうははら下る事にて服病の文字也。

と、『源氏物語』に「ふびやう」に韮を薬として用いたと記しているが、韮・蒜《ひる》は下痢の薬であり、したがって、ここに「ふびやう」と言うのは風病ではなく、腹病なりとしている。

さらに、風病に冷水を灌《そそ》ぐことについても、

大鏡三条院御風重くおはします、くすしとも大小寒の水を御くしにいさせ給うべきと申ければ、（中略）いとあはれにかなしくて人にも見まゐらせける。按可レ水証は脉経、玉函経等に出て平相国の水ぶねに入られたる頃までは斯邦の医此療法を行ひしなり。後世其伝を失てする人なし。

と、前述のごとく三条天皇御病の折、厳寒のとき、凍りつくような冷水を頭にそそがれたことが『大鏡』に記されているが、このような療法は、今日伝わっていないと記している。

このように、佐藤方定・奈須柳村もともに平安時代の風病は今日の感冒とは異なるものであると説いている。また、富士川游氏は『日本医学史』において、

風気ノ人ニ中タルニ因リテ生ズ、風ハ是レ四時ノ気ナリ。ソノ病ヲ為スヤ皮膚ノ間ニ蔵レ、内通スルコトヲ得ズ、外泄スルコトヲ得ズ、ソノ経脉ニ入リ五蔵ニ行クトキハ各々蔵府ニ従ヒテ、心中風、肝中風、腎中風、肺中風、脾中風ヲ生ズ。而シテ中風ノ証ニ多様アリテ、殊ニ主要ナルハ半身不随・口噤不開、背強而直、頭眩、目痛、口喎、（中略）等ナリ。ソノ症候ノ記述ニヨリテ案ズルニ、中枢神経系統ノ疾患タルヤ、論ナカルベシ。

と記し、平安時代の風病は中枢神経系統の疾患なりと断定している。

以上のごとく諸家の風病に対する見解は区々にわかれている。前述のごとく、風病の中には中枢神経系の疾患とみなされるもの、さらに今日の感冒疾患とみなされるものもあり、風病は多くの症状を持った疾病の総称名であることは言うまでもないが、結論的に言えば、当時の風病とは中枢神経系・末梢神経系に属する疾患と今日の感冒様疾患が含まれ、これを総称して風病と言ったものと解すべきであろう。

しからば、当時、すべての感冒様疾患を風病と称したかと言うと、かならずしもそうではなかった。『御堂関白記』の長和二年（一〇一三）一月八日条には、「鼻垂に悩む他行無し」と記し、また『台記《たいき》』（藤原頼長の日記）の久安四年（一一四八）九月二十三日条には、

日来《ひごろ》鼻垂の疾を患う。今俄かに身に温あり、之に因り帰京す。

とあり、さらに同月二十四日条にも、「鼻垂により念珠せず。但し今日温気無き也」と記し、鼻汁が出て発熱があり、今日の感冒であることは明らかであるが、これを風病とよばず、症状によって鼻垂とのみ記している。また、同じく『台記』の天養元年(一一四四)十一月二十一日条には、

左大臣(源有仁)疾と称して仁和寺に在り。必ず参るべき也。対えて曰く、夜間所悩減を得たり。但し鼻塞声枯る。内弁嘲を招くべし、且又先例に参入の人、猶咳病に依り内弁を免じ退出す。

と、前述鼻垂と同じく、鼻塞、嗄声《かせい》等の症状もまた感冒の症状であるが、これらの症状も一応独立したものとして風病とは記していない。もちろん、咳嗽を主訴とする気管支炎のごとき病気は、これを咳病または咳逆病と称し、風病とはまったく異なった病気とされていたことは言うまでもない。このようにみてくると、当時の感冒疾患としての風病は、頭痛・熱発等のごとき症状をもつものに限局されていたのではなかろうかと考えられる。

風病が神経系疾患あるいは感冒等を包括した疾患の総称名とすると、その治療法として、前述のごとく風病に温浴療法を行い、あるいは冷水をそそぐことは、神経系疾患にはともかく、感冒の治療としては今日の医学常識といささか矛盾する点もあるように感ぜられる。これについて、当時の名医丹波重忠の治療指針とも言うべきものが『長秋記《ちょうしゅうき》』(源師時の日記)に記されている。すなわち、元永二年(一一一九)十一月二十三日条に、

早旦、左府（源俊房）醍醐に入り給う。湯治の為也。（中略）之より先き丹波重忠来り語って云う。（中略）熱病は火炎の昇上するごとく、風病は流水の垂下するごとき也。此の意を得て療治を加うる所也。又云う。熱病は熱を以て治し、寒病は寒を以てこれを治す。肩の瘡に灸を加え、頭風に水を沃ぐの類也。熱病を寒を以て治し、寒病を熱を以て治す。是れ中風に湯治を加え、熱病の人に冷水を沃ぐの類也。此旨を知るを医師と謂うべし。

と記している。すなわち丹波重忠は、病気を治療するに当ってまず心得べきことは、熱病は火炎の上昇するごとく勢の旺んなものであり、これに反し風病は流水の下に流るるごとく勢の弱いものであるから、よくこの意を心得て治療せよ。したがって熱病には熱をもって治療し、寒病には寒をもって治療することが必要である。たとえば頭風に冷水をそそいで治療するのはその例である。また、これとは逆に熱病を治療するには寒をもってし、寒病を治すには熱をもってすることもある。たとえば中風に湯治を行い、熱病に水をそそいで冷して治す方法である。医師はこの理を十分会得して治療することが大切で、これでこそはじめて立派な医師と言えると教えている。

このような治療法が当時の医師の考え方であり、したがって風病に湯茹でを行い、あるいは冷水をそそぐのは、一見いかにも相反する治療法のごとくに見えるが、実は当時としては医道に適った療法であり、当時の医師は風病の症状によって、その治療法をいろいろと変えたものと思われる。

一般の人々が感冒にかかることを「風をひく」と言うようになったのは鎌倉時代ころからであろう。

前述のごとく、『落窪物語』には、「風引きて、腹のこほ〳〵と」とあり、平安時代にもこのような例があったかも知れないが、一般的に用いられるようになったのは鎌倉時代で、金沢文庫の古文書の中には多数の用例が認められる。たとえば、

○かまへて〳〵風引かて御わたり候へく候。（金沢文庫古文書四六八、金沢貞顕書状）

○なか〳〵御風なんともひかせまいらせ候はん事、無心存候て、罷帰候之条恐存候。（同七二五、遠時書状）

○さても昨日けさんに入たく候に、かせのけの候か、あせのたり候時に、ひきかつき候。（同三七二二、氏名未詳書状）

等の用例があり、当時の人々は「風を引く」と言う語を一般の通用語として用いていた。しかし、当時の名医梶原性全が編纂した『頓医抄』『万安方』等の医書の中には、前述の『諸病源候論』と同じく風病を風気に侵された病気として神経系疾患に主眼を置き、感冒としての風病は、あるいは風病の部に、あるいは傷寒の部に入れられ、独立した疾患とは認めていない。

もっとも江戸中期に至っても風病の解釈は区々にわかれ、『難病紀聞』には、

古書ニ中風ト云ハ風ヒキノコトニテ、後世ノ医書ニハ、是ヲ感冒ト云、後世ノ医書ニ中風ト云ハ、偏枯半身不遂ノ病ニテ、今俗ニモ是ヲ中風ト云、又ハ中気トモ云、今論ズル処ハ、傷寒論ニ出ル中風方彙ナドニ出ル感冒ニテ、俗ニ云フ風ヒキ也。是傷寒ノ軽キニテ、最初ニ悪寒、発熱、頭痛、

鼻涕出ルナド、人々知ル処ノ症ナリ。其理ハ皆傷寒ト同理ナリ。

と、古書に中風と記されたものはすべて風ひきのことで、『傷寒論』に傷寒中風と記したものは感冒のことであり、感冒は傷寒の軽いものを言うと記してあり、従来の感冒は神経系疾患の部に入れられていたが『傷寒論』では傷寒の一部として取り扱われるようになった。

さらに、本間棗軒《そうけん》の著わした『内科秘録』には、

> 中風ハ外感ノ一証ニシテ、流行スルコト傷寒ニ同ジ。故ニ張仲景傷寒中風ヲ併論セリ。又半身不遂ノ証ヲモ中風ト謂テ、二病ヲ一名ニテ、一書ノ中ニ挙タルハ可レ疑ニ似タレトモ、愚按ズルニ、後漢ノ時、風邪ノコトヲ中風ト云ヒ、半身不遂ノ証ヲモ亦中風ト謂タルモノト見ヘテ、（中略）然レトモ二病一名ニテハ初学ノ者ハ惑ヒ易キユエ、吾門私カニ風邪ノ中風ヘハ、天行ノ二字ヲ冠シテ、半身不遂ノ中風ニ分ツ。此病ノ流行ハ必ラズ関西ニ起テ関東ニ至ル。近世流行シタルモ阿七風、琉球風、檀法風、薩摩風ノ類、即チ是ナリ。

とし、中風には傷寒と同じような流行性疾患と半身不随の病気との二種あり、両者とも中風と称し、まぎらわしいため感冒としての中風にはとくに天行の二字を冠せ、天行中風と名付けたと言うのである。

棗軒の説く天行性中風とは、その説明によれば現今の流行性感冒に相当するもので、一般の感冒とは区別すべきものであるが、いずれにしても風病がもともと神経系疾患と感冒性疾患の両者を包括し

た病名であっただけに、後世に至っても、これの解明にはいろいろな疑問点が起こってきたものと考えられる。

現今では風病と言えば感冒性疾患を意味し他の病気を含んでいないにもかかわらず、脳神経系疾患である中風あるいは破傷風のみは昔の名残をとどめているのも、過去の風病がいかに複雑な病気であったかを示しているものと言えよう。

2　寸白

平安時代の日記・文学等に、しばしば寸白《すばく》という病名が記されている。この病気もまたきわめて広範囲の症状を持ち、一定したものではなかった。

医学上、寸白は『諸病源候論』に、

> 九虫は一に伏虫と曰、状長さ四分、二に蛔虫と曰、長さ一尺、三に白虫と曰、長さ一寸。（中略）寸白は九虫の一虫是也。長さ一寸にして色白く形小編、腑臓虚弱に因って能く発動す。或いは云う、白酒を飲み、桑樹枝で牛肉を貫き炙りて食い、并びに生栗の成す所也。又云う、生魚を食し後乳酪を飲めば之を生ぜしむ。又云う、此虫長さ一尺となれば人を死せしむ。

と記し、白色、一寸ばかりの小編の寄生虫としている。今日の條虫《じょうちゅう》の一編は、まさにこれに当るものであり、『千金万』は、白虫の大なるものは長さ四〜五丈に及ぶと記している。したがって寸白は医学上條虫であることがうかがわれる。

このことは『今昔物語』巻二十四行典薬寮治病女語第七（日本古典文学大系による。以下同じ）の条に、

其時ニ年五十許ノ女ノ无下ノ下衆ニモ非ヌガ浅黄ナル張単《はりひとえ》ニ賤《あやし》ノ袴着テ、顔ハ青鈍《あおにぶ》ナル練衣ニ水ヲ裹タル様ニテ、一身ユフ〳〵ト腫タル者、下衆ニ手ヲ被引テ庁ノ前ニ出来タル。頭ヨリ始メテ此ヲ見テ、「彼レハ何ニゾ何ゾ」ト集テ問フニ、此腫女ノ云ク、「己レ此腫テ五六年ニ罷成ヌ。其ヲ殿原ニ何カデ問申サムト思ヘドモ、片田舎ニ侍ル身ナレバ、其御セト申サムニ可御キニモ非ネバ、何デ殿原ノ一所ニ御集タラム時ニ見エ奉テ、各宣ム事ヲ承ラムト思フ也。独々ニ見也奉レバ各心々ニ宣ヘバ、何ニ可付ニテカ有ラムト思エテ、墓々シクモ被治不侍ヲ、其ニ今日此集給フト聞テ参タル也。然レバ此御覧ジテ可治カラム様被仰ヨ」ト云テ平ガリ臥ス。典薬頭ヨリ始テ皆此ヲ聞クニ、「賢キ女也。現ニ然ル事也」ト思フ。頭ノ云ク、「イデ主達彼レ治シ給へ。此ハ寸白ニコソ有ヌレ」ト云テ、中ニ美ト思フ医師ヲ呼テ、「彼レ見ヨ」ト云ヘバ、其医師寄テ此レヲ見テ云ク、「定テ寸白ニ候フナリ」ト云フ。「其ヲバ何ガ可治」ト。医師ノ云ク、抜クニ随テ白キ麦ノ様ナル物差出タリ。其ヲ取テ引ケバ、綿々ト延レバ長ク出来ヌ。出ルニ随テ庁ノ柱ニ巻ク。漸ク巻クニ随テ、此女顔ノ腫引テ色モ直リ持行ク。柱ニ七尋八尋許巻ク程ニ、出来畢テ、例ノ人ノ色付ニ成ヌ。頭ヨリ始メテ若干ノ医師共皆此ヲ見テ、此女ノ此来テ病ヲ治シツルヲ感ジ讃メ喤《ののし》ル事无限。其後女ノ云ク、「然テ次ニハ何ガ可治」。医師「只薏苡《よくい》湯《とう》ヲ以テ可茹也。今ハ其ヨリ外ノ治不可有」ト

云テ、返シ遣テケリ、昔ハ此様ニ下﨟医師共ノ中ニモ、新タニ此病ヲ治シ愈ス者共ナム有ケルトナム語リ伝ヘタルトヤ。

と、永年病気のため貧血し、顔面蒼白となり全身に浮腫を生ずるに至った女が典薬寮の医師によって寸白と診断され、適当の治療によって癒ったことを記しているが、ここに明らかなごとく寸白は絛虫であり、その長さ七尋八尋（一尋は六尺＝一・八二メートル）にも及んでいたことを記し、これを駆除することによって貧血も恢復し、浮腫もとれたと言うのである。このように、当時の一部の人々には寸白が絛虫であり、これによって貧血を来たし、全身に浮腫を生ずることを知っていた。

しかし、当時の『倭名抄』は、

蚘虫　唐韵云蚘、人の腹中の長虫也

病源論云蚘虫（今案一名寸白俗云加以、又云阿久太）

白酒を飲み生栗を食し成す所也。

と、蛔虫と寸白を混同し、蛔虫を一名俗に寸白と言うと記している。『諸病源候論』は、前述のごとく、蛔虫と寸白とを明らかに区別しているにもかかわらず、平安時代の人々は両者をまったく混同していたものもあった。したがって当時の記録に記された寸白と言う病名も、その症状に定まるものなく、種々の症状に、この病名がつけられていた。

記録に現われた寸白の症状を拾録するに、『栄花物語』七「とりべ野」の巻に、かゝる程に、女院（東三条院詮子）ものねせさせ給て、悩しうおぼしめしたり。殿御心惑はしておぼしめし惑はせ給。はかなくおぼしめしゝに、日頃になれば、我御心地に、「いかなればにか」と、心細うおぼさる。内にも「例ならぬさまに思ほしの給はせし物を、いかゞおはしまさん」とおぼしめすより、やがて御膳なども御覧じ入れさせ給はず、よろづにおぼしゝめりたるを、御乳母達もいかゞと見奉る。中宮若き御心なれど、この御事を様々にいみじうおぼさる。殿、「今は医師に見せさせ給べきなり。いと恐しき事なり」と度々聞えさせ給へど、「医師に見すばかりにては、生きてかひあるべきにあらず」と心強くの給はせて、見せさせ給はず。御ありさまを医師に語り聞かすれば、「寸白におはしますなり」とて、その方の療治どもを仕うまつれば、勝るやうにもおはしまさず。日頃になりぬればにや、汁などあえさせ給へれば、誰も心のどかに思ほし見奉るに、たゞ御ものゝけどものいと〳〵おどろ〳〵しきに御修法数を尽くし、大方世にあるかたのことどもを、内方、殿方、院方など三方にあかれて、よろづに思ほし急ぎたり。

と記している。この文面より想像すれば、ここに言う寸白とは腫物と考えてもよかろう。『小右記』目録第二十にも、「長保三年閏十二月十日、女院令損腫物事」とあり、女院の病気が腫物であったことを記している。したがって、当時の医師達は、腫物もまた寸白の一種と考えていたものと思われる。

このことは『小右記』にも、

余（実資）左方頬腫る。寸白の為す所、仍参内せず。（寛仁元年八月二十九日条）

頬腫れ便無し。（中略）然して陽病の疑有るに依って参入する所也。（寛仁元年九月二十三日条）

左方頬聊か腫也。寸白の所為か。（寛仁二年十月十六日条）

と、藤原実資は頬腫を病み、これを寸白の所為としている。おそらくこの頬腫は耳下腺炎のことであろう。このような病気もまた、当時、寸白と称していた。また『左経記《さけいき》』にも、

晩に及んで参内候宿、御悩猶怠らず、是御寸白かと云々。左右御股幷肩腫れて御座すと云々。御体進退せずと云々。医師師成に付して寸白治を申行せしむ。仍って洗ゝ志王（ママ）根湯を以て洗わしめ給うと云云、兼ねて応黄便郎子（檳榔子）をつけしめ給うと云々。（万寿三年五月四日条）

内に候す、入道侍従を召す。医道に堪えたる者也。御悩の所を見せしめらる。申して云う、寸白に非ず、暫冷して心見るべき也。若しくは是気腫か、仍って猶久しく干藍等の汁を付けて御坐す。かねて訶梨勒《かりろく》、五香湯を服され給う。御体多く腫れ、動かされ給う時いたがられ給うと云々。候宿、夜半に及ぶの間、御胸悩まされ給う。仍って入道殿、山座主院源僧都、尋円、仁海ら召によって参入。御祈願を致す。（万寿三年五月五日条）

御悩み頗る宜しき由と云々。御腫又減ずと云々。（万寿三年五月八日条）

御悩み頗る平復され給うと云々。（万寿三年五月十日条）

と、万寿四年（一〇二七）五月四日ごろから後一条天皇の両股・肩等が腫れて来て、進退も御不便になられた。さっそく医師の和気師成《わけのもろなり》に診せられたところ、師成は寸白と診断して治療した。翌日に至って、

医道に堪能な入道侍従と言うものに診せられたところ、これは寸白ではなく、むしろ気腫であろうと言い、しばらく冷されるようにと申した。日頃、ながく藍汁をつけられ、訶梨勒や五香湯を服用されていたからであろうとの事であった。さっそく御祈りなども行われ、ようやく五月十日になって腫れも引き、治癒されたと言うのである。

この例でもわかるように、身体が腫れてくると、これを寸白と診断したことがわかる。『小右記』目録第二十には、万寿三年五月五日「主上御寸白事」と、後一条天皇が寸白にかかられたことを記しているが、前述のごとく、はたして寸白であったかどうかは明らかでない。

また『小右記』万寿二年(一〇二五)三月十四日の条にも、

檳榔子を林懐僧都に送る。旧年より食せず。五体腫れ悩む。寸白の治を加う。檳榔子を求め得ざるの由、一昨永真師来り告ぐ。仍って送り遣わす。

と記し、五体が腫れ悩み、寸白であるから檳榔子を求めたが手に入らないので、実資の許に檳榔子を贈ってほしいと頼んできたと言う。ここでも五体腫張を寸白と称している。しかるに、藤原兼実の日記『玉葉《ぎょくよう》』には、

此七八日、寸白更発す。(丹波) 憲基朝臣を召し療治を問う。牙子を服すべき由申さる。之を煎じて進めらる。(治承元年十二月三日条)

とあり、さらに同記治承二年十月二日条にも、

晩頭より寸白更発す。種々薬等を服すと雖も減無し。

ついで翌三日条にも、

昼之間寸白少減有り。夜に入り殊に辛苦。胡椒《こしょう》・干薑《ほしはじかみ》等を以て之を治す。又可梨勒丸を服す。

と記し、同五日条には、

昨今物忌也。然而《しかれども》寸白発動す、殆んど大事に及ぶ。仍って忽ち典薬頭定成を召す。両三所灸治を加え了る。

と記している。

このときの寸白の症状は明らかでないが、前掲寸白の症状とは異なったものであり、突然発病している。兼実の日記には、しばしば寸白に悩んだことを記しているが、これが全身または局所的の腫張でもなく、また寄生虫症でもないことは明らかであり、あるいは腹痛のごときものであったかも知れない。

後世、寸白は婦人の白滞下のことと言われ、あるいは腰部の疝痛《せんつう》を「すばこ」または「すんばく」と呼ぶこともあったらしく、今日でも地方にはこのような方言を残す所がある。

このように、平安時代には寸白は本来絛虫症のことを言うのであるが、やがて蛔虫もまた寸白と呼び、さらにこれが転化して局所的・全身的な腫張のごときものもまた寸白と称し、さらに疝痛のごときをも寸白と称するに至った。おそらく、当時の医師は絛虫についての深い知識がなく、絛虫・蛔虫等によって起こる貧血・浮腫、腹痛等のごとき症状を寸白の故と考えていたが、のちにはこのような症状があれば、その原因の如何を問わず、すべてこれを寸白と言う病気としたのであろう。

したがって、その治療法は、寸白と診断すれば、貧血、腫張、腹痛の原因が何であろうと、中国医書に記された寸白の療法すなわち薏苡湯・檳榔子《びんろうじ》・訶梨勒《かりろく》等の薬を用いたものと思われる。このほか、胡桃《くるみ》・干薑・胡椒・牙子等も寸白の治療薬として用いられていた。

なお、寸白に胡桃を使用することについて『今昔物語』には、巻二十八、寸白任信濃守解失語等三十九に、興味ある記事を載せている。すなわち、

今昔、腹中ニ寸白持タリケル女有ケリ。(中略)人ノ妻ニ成テ、懐妊シテ、男子ヲ産テケリ。其子ヲバ□トゾ云ケル。漸ク長ニ成テ、(中略)遂ニ信濃ノ守ニ成ニケリ。始メテ其ノ国ニ下ケルニ、(中略)守ノ前ノ机ヨリ始メテ畢ノ机ニ至マデ、胡桃一種ヲ以テ数ニ調ヘ成シテ、悉ク盛タリ。守、此レヲ見ルニ、為ム方无ク佗シク思テ、只我ガ身ヲ絞《しぼ》ル様ニス。(中略)其ノ国ノ介ニテ有ケル者ノ、(中略)若シ此ノ守ハ、寸白ノ人ニ成テ産タルガ、此ノ国ノ守ト成テ来タルニコソ有メレ。(中略)此レ試ム」ト思テ、旧酒ニ胡桃ヲ濃ク摺入レテ、提ニ入レテ熱ク涌シテ、(中略)持参レリ。(中略)「此ノ酒ノ色ノ例ノ酒ニモ不似ズ、白ク濁タルハ何ナル事ゾ」ト問ヘバ、(中略)「旧酒ニ胡桃ヲ濃ク摺入レテ、在庁ノ官人瓶子ヲ取テ、守ノ御前ニ参テ奉レバ、守、ソノ酒ヲ食ス事定レル例也」ト、事々シク云フ時ニ、守此レヲ聞テ、気色弥ヨ只替リニ替テ、篩フ事无限シ。然レドモ介ガ

「定リテ此レ食ス事也」ト責レバ、守餝フ餝フ盞ヲ引寄スルママニ、「実ニハ寸白男。更ニ不可堪ズ」ト云テ、散サト水ニ成テ、流レ失ニケリ。然レバ其ノ体モ无ク成ヌ。

と、胡桃が寸白(條虫)に、いかに効果があるかを、面白く伝えている。

いずれにしても、当時の寸白もまた風病と同様、きわめて複雑な症状を持ち、単一な症状を持つ病気とは考えられていなかったことがわかる。

3　飲　水　病

平安時代の古記録にはしばしば飲水病と言う病名が記され、また、『栄花物語』には、「水まゐる」「水を飲む」などと記されている。この病気は、『諸病源候論』に、

渇利とは飲むに随って小便する也。少時乳石を服せば石熱盛んとなり、房室過度となれば腎気虚耗下焦に熱を生ぜしむ。(中略)腎虚となり水液を伝制する能わず。故に飲むに随って小便する也。

と記されている「渇利病」にあたるもので、口渇が甚だしく、ために多量の水を飲み、飲むに従って多量の小便を催す病気である。今日、糖尿病患者が口渇のため多量の水を摂取することは周知の通りである。すなわち、飲水病は今日の糖尿病にあたるものであるが、当時の人々が糖尿病などを知るはずもなく、したがって、これを飲水病と名付けたのである。

まず、『栄花物語』の中に記された例を拾録すると、

かくて一条摂政殿（伊尹《これただ》）の御心地例ならずのみおはしまして、水をのみきこしめせど、御齢もいと若うおはしまし、（花山たづぬる中納言）

冬つ方になりて関白殿（道隆）水をのみきこしめして、いみじう細らせ給へりといふ事ありて、（みはてぬゆめ）

帥殿《そち》（伊周《これちか》）は日頃水がちに、御台などもいかなる事にかとまできこしめせど、怪しうありし人にもあらず、細り給にけり。（はつはな）

かくて、民部卿（長家）水参る心地起り給て、いと重くならせ給へば、（けぶりの後）

上（後三条院）は、わざとにはおはしまさねど、御心地悩しげに、水などきこし召す。（松のしづえ）

と記されている。このうち伊尹・道隆・伊周らは、後項に詳論するごとく糖尿病をわずらっていたことは明らかである。民部卿藤原長家も、おそらく糖尿病にかかっていたものと考えられる。また後三条天皇については、ただこれだけでは果して糖尿病にかかっておられたかどうかは明らかでない。

『小右記』には道長の飲水病について詳細に記しているが、これについては、後項で詳論することとするが、その大要を拾録すると、

摂政車に乗り御行に従う。悩気有るに依り、河原より退帰せらる。飲水数々、暫も禁ずべからず云々。（長和五年五月二日条）

摂政殿卅講に請僧阿闍梨頼秀来る。密語して云う、講説の間仏前に坐せられる。中間必ず簾中に

入り給う。若しくは水を飲ませらるか、紅顔減じて気力無し。慎ませらるべきに似たり。其期遠からざるか、余思う所、朝の柱石、尤に惜むべし。(同五月十日条)摂政仰せられて云う。去三月より頻りに漿水を飲む。就中近日昼夜多く飲む。口乾き力無し。但し食は例より減ぜず。(同五月十一日条)

と記し、『左経記』もまた長和五年(一〇一六)四月三十日条に、

参内、御物語の次でに、摂政殿仰せられて云う。日来の間心神例ならず。就中水を食う。是古人の重く慎む所也。已に分に足る。今に於てはたとえ非常有るも何ぞ之を恨むこと有らんや。

と記している。道長は、五十一歳の長和五年(一〇一六)三月ごろより、頻りに水を飲むようになり、五月ごろには昼夜をわかたず多飲し、口が乾燥してきわめて無力の状態となりながら、しかも食欲は少しも衰えなかった。五月二日には河原院よりの帰途盛んに水を飲み、また五月十日の御講の折には、道長は講説を聞きながら、しばしば中座して別室で水を飲んだと実資は日記(『小右記』)

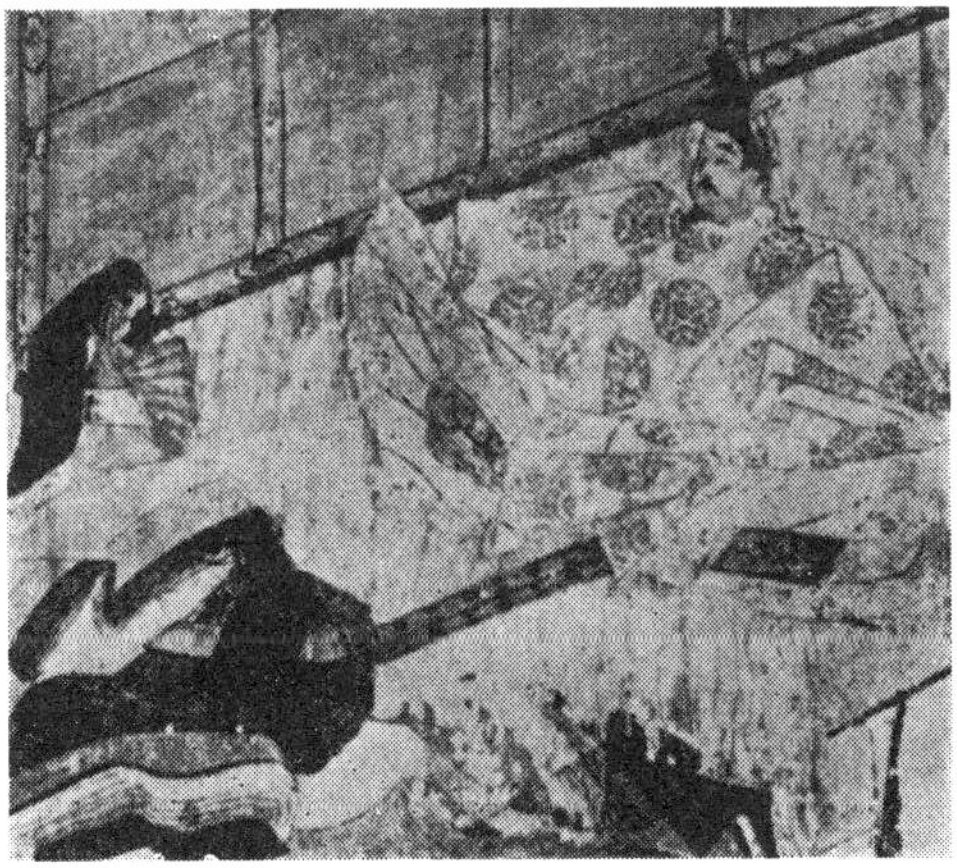

図2　藤原道長(「紫式部日記絵巻」)

に記している。このような病状が糖尿病であることは明らかであるが、当時の医師達は、これを熱のせいであると言い、道長自身は、日頃、豆汁・大豆煎・蘇密煎・訶梨勒等をたえず服用していたので、そのためであろうと実資に語っている。このように、道長が糖尿病にかかっていたことは明らかである。

このほか、飲水病に関する記事は、当代記録には、きわめて多い。まず、『中右記《ちゅうゆうき》』には、

此暁従二位行権中納言兼右衛門督藤基忠卿薨ず、年卅三（中略）是数月病悩、年来飲水之病也。（承徳二年十一月十七日条）

申刻許正二位権大納言公実卿出家すと云々。（中略）年来飲水病甚だしきに依る。此両三月の比、逐日倍増し、今日出家す。年五十五（嘉承二年十一月十二日条）

昨日摂津守源広綱卒去す。年六十一　年来飲水の病也。（天仁元年十一月晦日条）

暁三宮名輔仁二禁を労せらるるに依り出家せらると云云。御年卅七（中略）年来飲水病有る上近日二禁背に発す。遂に以て出家す。（元永二年十一月二十四日条）

民部卿此亥刻許、九条堂に於て薨じ給い畢。予已驚き子細を問う。（中略）去る永久四年十月より飲水病に付、此夏背灸治す。去月廿四日件背大腫あり、是れ灸治の跡にて腫と存ずる由の処、医師等之を見て大いに驚く。是腫物也。（中略）今夜遂に薨ぜらる。（保安元年七月二十二日条）

今日大納言皇后宮大夫能実卿出家すと云々。六十三　年来飲水病、此両三年不仕、而近日二禁を病む。

遂に以て出家す。（長承元年八月十八日条）

また、『兵範記《へいはんき》』（平信範の日記）には、

中納言家成卿、今日遁世す。年来飲水、近来倍増し、已に危急に及び此事有りと云々。生年四十八。（仁平四年五月七日条）

と記している。

このように、当時、飲水病を患うものが多く、ことに、前掲、輔仁親王・大納言能実などのごとく、糖尿病に二禁《にきん》あるいは腫物が併発し、死亡するものが多かった。「二禁」については後項に説明するが、いわゆる「おでき」であり、糖尿病にこのような癰《はれもの》のごときものが併発したとき、いかに危険なものであるかは、近代医学にも明らかなことである。もっとも、当時、飲水病と記されているもののすべてが、今日の糖尿病と言い得るかどうかには疑問もあろうが、前述のごとく、口渇を訴えて多量の水を飲み、身体が逐次羸瘦《るいそう》する病気は、まず糖尿病と考えて間違いなかろう。もとより飲水病が糖尿病であることを当時の人々が知る由もなく、したがって南北朝ごろ、釈生西の著わした『五体身分集』も、

飲水病　或ハ酒ヲ嗜ミ濃味ヲ好ミ或ハ房実ニ過ギ放逸ノ人ニアリトミヘタリ。然レトモ、コノ来ヲ見ルニ寒ヲ凌テ風ヲ引キ出仕シケクシテ身苦シキ人コノ病アリ。

と記している。飲水病の原因を「酒ヲ嗜ミ濃味ヲ好ミ」と記しているのは慧眼であるが、房事度を

過ぎ、あるいは風邪を引いて出仕する人に多いと言うのは、了解し難いところである。

いったい、この時代に、どうして飲水病が多かったのか、これについて、さらに一考を要するものがあろう。もっとも現代医学においても、糖尿病の原因を簡単に決めることは困難で、高カロリー食の摂取によることもその原因とされている。当時の彼らの食生活がいかなるものであったか、その実態をつかむことは困難であるが、少なくとも彼らが酒を嗜み、多食の傾向にあったことは考えられる。

ことに、当時の酒が濁酒であり、アルコール度の低い割に糖質分を多量に含有しており、その多飲によって多量の糖質を摂取し、また、多食による高カロリーの摂取も考慮にいれるべきであろう。なお前述のごとく、『五体身分集』は、その原因を「酒ヲ嗜ミ濃味ヲ好ミ」としながら、一方、「房事過度」を原因としているが、多くの糖尿病患者にはインポテンツを訴えるものもあり、したがってその原因を房事過度と考えたかも知れない。

鈴木宣民氏（『日本医史学雑誌』第十六巻一号）によれば、李東垣著『蘭室秘蔵』には消渇病の中には「陰頭短縮す。舌燥き口乾き眼渋り開き難し。黒処に浮雲の如きものあり」と記され、すでに十三世紀、東洋において、糖尿病にインポテンツの症状のあることを認めているが、平安時代のわが国人には、このようなことは考えられていなかったことは言うまでもなかろう。

4　もののけ

「もののけ」は、物怪または物恠とも記されている。元来、古代中国に発達した思想で、『史記』封禅書第六には、

是時、萇弘《ちょうこう》方を以て周霊王に事《つか》う。諸侯周に朝する莫れ、周は力少し、萇弘乃ち鬼神事を明らかにし設けて狸首を射る。狸首は諸侯之来らざる者を物怪によって以て諸侯を致さんと欲す。侯従わず、晋人執りて萇弘を殺す。周人の方怪を言うは萇弘よりなり。

とあり、既に周時代にこのような語があったことがわかる。

韓愈は『原鬼』の中に、

何をか物と謂うや。形と声とを成す者、土石風霆人獣是也。反りて声と形と無きものは鬼神是也。形と声と有る能わず、形と声と無き能わざる者、是物怪也。故に其作りて民に接するや恒無し。故に民に動き禍を為す有り。亦民に動き福と為す有り。亦民に動き禍福を為す莫きもの有り。

と記し、物怪はあたかも鬼神のごとく形も声も「不能有、不能無」ものであり、結局は日にも耳にも見ることも聞くこともできない妖怪の類をさしていたものと思われる。このような物怪の思想が、いつのころからわが国にも伝えられて来たか。これがはじめてわが国の史書に記されたのは『日本後紀』天長七年（八三〇）閏十二月二十四日（甲午）のことで、『日本紀略』は、『後紀』を引用し、

甲午。僧五口を請じ金剛般若経を読み奉る。兼ねて神祇官をして解除せしむ。物恠を謝する也。

と記し、ついで同八年六月の条にも物怪のことを記している。ついで『続日本後紀』承和六年（八三九）

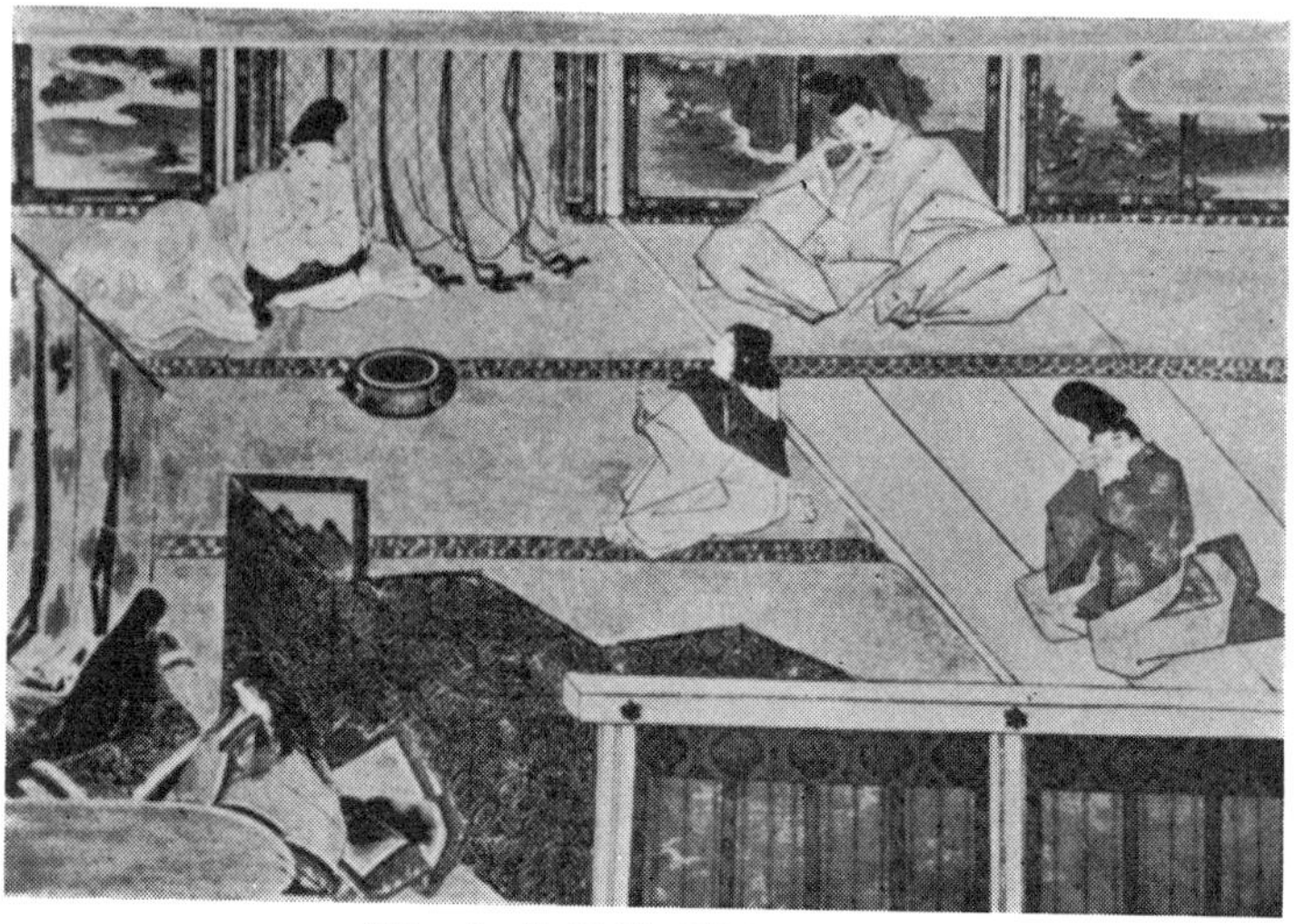

図3　加持祈禱（「荏柄天神縁起」）

七月五日条に、

甲申。僧六十口を延し、紫宸殿常寧殿に於て大般若経を転読せしむ。禁中物怪有るを以て也。

と記し、同年八月壬申、同十年五月の条にも物怪の記事を記している。

このように、わが国で物怪が公然と史書に記されたのは天長七年（八三〇）のことであり、ついで承和年間（八三四―八四八）から殊に物怪が頻繁に取り上げられるようになった。

いったい、このころからどうして急速に物怪がやかましく取り上げられるようになったのであろうか。前述のごとく物怪は元来妖怪の類であり、当時の人々の持つ知識では解明し得ないような、いろいろの自然界の現象がおきたとき、人々はこれを妖怪のせいとし、物怪のため起こるものと考えていた。

したがって、こうした現象を陰陽師《おんみょうじ》に占わせて、あるいは瑞祥として喜び、あるいは凶相としておそれ、神仏に祈禱して、あるいはこれを謝し、ときには災害を未然に防ぐべく物怪の解除を祈ったのである。前述の物怪の記録は、こうした仏事をあらわしたものであろう。

ところが、これより以前、桓武天皇の皇太子となった早良《さわら》親王は、藤原種継暗殺事件に連座し、延暦四年(七八五)、淡路に配流の中途、船中で薨ぜられたことがあった。もちろん、皇太子は藤原氏の政争にまきこまれた犠牲者であったことは言うまでもない。したがって時の人々は早良親王の無実を信じており、親王の死を悲しむとともに、藤原氏の専横に憤りを感じていたものと思われる。

その後、延暦八年(七八九)十二月二十八日に至って皇太子が崩ぜられ(『日本紀略』)、さらに、翌九年閏三月十日、桓武天皇の皇后(藤原乙牟漏)が崩ぜられた。しかも、この年には疱瘡が流行し、加うるに皇太子安殿《あて》親王(平城天皇)もまた病気にかからせられ、延暦十一年六月に至ってもなお平癒せられなかった。そこで、同年六月五日(戊子)畿内の神社に奉幣して皇太子の平癒を祈願せしめられたが、同月十日(癸巳)病気の原因を占わせられたところ、崇道天皇(早良親王)のたたりのためであるとの事で、さっそく諸陵頭調使王を淡路につかわし、天皇の霊に奉謝せしめたのであった。

『日本紀略』同年六月条には、

(十)癸巳。太子久しく病む。之を卜するに崇道天皇の祟となす。諸陵頭調使王等を淡路国に遣し、其霊に奉謝す。

(十七)庚子。勅、去延暦九年、淡路国に令し、其親王崇道天皇守冢一烟を宛て、兼随近郡司をして其事に専当せしむ。而るに警衛に存せず、祟を有らしむるに致す。自今以後、冢下に隍を置き、濫穢せしむる勿れ。

と、さきに崇道天皇の墓を守るべく命じたが郡司はその任を怠ったため、天皇のたたりを受くるに至ったので自今以後十分注意するようにとの勅令を発せられたのである。

この記事からみると、朝廷が陰陽師に皇太子の病気の原因を占わしめ、陰陽師はこれを崇道天皇のたたりのせいと勘申したと言うのであるが、おそらく当時、前述のごとく早良親王の死を悼む人々は、このような凶事の連続は親王が無実の罪におとされ死亡された無念さが怨みとなり、この怨みが凶事の原因となったものと考えていたのであろう。そのため陰陽師もこのように勘申したのであって、当時の人々は、これを当然の事と考えていたものと思われる。

このように、早良親王のたたりをおそれた朝廷は、延暦十九年（八〇〇）に至って、親王に崇道天皇の追号をおくり、さらに光仁天皇の廃后井上内親王を皇后となし、その霊をなぐさめた。ついで弘仁元年（八一〇）九月、薬子の乱に連座したと言われる桓武天皇の皇子伊予王及びその母藤原吉子も、弘仁十年（八一九）三月、その罪を許し、本位に復されるに至った（『日本紀略』弘仁十年三月己亥条）。

これらは、藤原氏の政権争いの結果つくり出された政治犠牲者であり、従来、政治には無関心であった中下級官人達がようやく政治の実態を知り、これに抗議する声なき声の政治関与の現われの結果と言えるであろう。すでに奈良時代においても、聖武天皇の御代、長屋王の怨魂によって配所土佐の百姓が多く死亡したことを『日本霊異記』に載せ、藤原広嗣の怨霊によって僧玄昉《げんぼう》が死亡したと言う伝説が『続日本紀』に載せられ、また、淳仁天皇を始め、光仁天皇の廃后井上内親王・廃太子他戸《おさべ》親王以下、怨を懐いておかくれになった方々が少なくない。また廃太子道祖王を始め、非業の最期を遂げられた方や、橘奈良麻呂以下、冤罪《えんざい》をもって罰せられたものが多かったのである。しかるに未だその怨霊がたたりをなしたということを聞かないのを見ると、同時代においても、物の気の説はあまり行われなかったようであると和田英松氏（『国史説苑』「物の気に就きて」）は述べている。

奈良時代にも、早良親王と同じように冤罪によって罰せられた多くの人々がおり、人々はこれに同情してはいたものの、これをもって当時の政治を批判する力には欠けていたのではなかろうか。それが延暦（七八二―八〇六）より弘仁年間（八一〇―八二四）になると藤原氏の政権争奪に伴う醜悪さを中下級官人達が知るようになり、彼らに対する無言の抗議が早良親王の怨霊のたたりと言う形となって現われ、これが人々の口にのぼるようになったのであろう。したがって当時の人々は怨霊のたたりと物怪との間にそれほど深い因果関係があるとは考えていなかったのであろう。

それが、たびたび怨霊のたたりなどと言うことが言いふらされるうちに、いつしか物怪もまた、このような怨霊のたたりによって起こるものと考えられてくるようになってきたが、その力は、それほど強いものではなかった。

したがって嵯峨天皇御在世中にも、しばしば物怪の現象があり、一部のものから、こうした物怪が怨霊のたたりによるものと言われていたが、天皇はこれを強く否定せられ、御遺誡の中に「世間之事、物怪あるごとに祟を先霊に寄す。是れ甚だ謂れ無き者也」と戒められたのである。にもかかわらず、承和年間より物怪の事が強く取り上げられ、『続日本後紀』には、しばしばこれが記述されるようになったのは、坂本太郎博士が「六国史とその撰者」（『日本古代史の基礎的研究』上、所収）で明快に論証されているごとく、この書の主編者とも言うべき春澄善縄に大きな原因があったとみるべきであろう。

善縄は延暦十六年（七九七）に生れ、天長五年（八二八）、春澄の姓を授けられ、文章得業生《もんじょうとくごう》となり、ついで大内記となった。天長九年、東宮学士となったが、承和九年（八四二）廃太子の事に連座して周防権守に左遷されたが、翌十年文章博士となり、貞観二年（八六〇）には参議に任ぜられた。ついで勅命により、太政大臣藤原良房らとともに『続日本後紀』を完成し、貞観十二年（八七〇）二月十九日、七十四歳で死亡した。善縄の経歴は『三代実録』貞観十二年二月十九日条の卒伝に記され、その性格についても、

善縄は性周慎にして謹朴、己が長ずる所を人に加えず、（中略）人と為り陰陽を信じ多く拘忌する所なり。物恠有る毎に門を杜し斎禁す。人を通ぜしめず。乃ち一月の中門扉十閇に至る。亦其家宅垣屋を治せず、口に死を言う罕し、弔聞遂に絶ゆ。

と記している。この善縄の経歴に記されているごとく、善縄は陰陽道を信じ、物怪を深くおそれ、物

怪のあるごとに門を閉じ謹慎していたと言うのであって、善縄が物怪を信じ、これをいかにおそれていたかがよくわかる。

前述のごとく、物怪が史書に記されたのは天長七年ごろからであるが、これが特に頻々と記載されたのは承和のころからで、『続日本後紀』に最も多く記載されているのは、撰者である善縄がこのように物怪を深く信じていたからであろう。

嵯峨天皇は承和九年(八四二)、五十七歳をもって崩ぜられた。英邁な天皇は、当時の人々が物怪のあるごとにこれを先人のたたりであると考えているのを聞召され、かくのごときことは全くいわれのないことであるとこれをしりぞけられたのであるが、善縄らは、卜筮の告げるところは信じなければならない、たとえ君父の命といえども改めるべきものは改めるがよいと進言し、天皇の御遺誡をも敢えて守らなかったと『続日本後紀』に記している。すなわち、『続日本後紀』承和十一年(八四四)八月条には、

乙酉。文章博士従五位上春澄宿禰善縄、大内記従五位下菅原朝臣是善等、大納言正三位藤原朝臣良房宣を被り偁《いわ》く、先帝遺誡に曰く、世間の事、物恠有る毎に、祟りを先霊に寄す、是甚しく謂れ無き也者《ていり》。今物恠有るに随い、卜筮を司らしむ。先霊の祟り卦兆に明かなり。臣等信を擬す。則ち遺誥の旨に忤《さから》い、用いざれば則ち当代の咎を忍ばん。進退惟谷れり。未だ何に従うべきかを知らず。若し遺誡後に改むべきもの有らば、臣等商量して之を改めん耶。(中略)卜筮の告ぐる所、

信ぜざるべからず。君父の命、量って宜しく収捨すべし。然らば則ち改むべきは之を改めん。復た何疑あらん。朝議之に従う。

と記している。

すでに述べたごとく延暦年間より弘仁年間にわたって崇道天皇をはじめ多くの政治犠牲者の怨霊のたたりが伝えられ、嵯峨天皇御在世中にも、このような怨霊説が一部に信じられていた。したがって嵯峨天皇も御遺誡の中に、そのいわれのないことを戒められたのであるが、善縄らは、この御遺誡をもしりぞけ、物怪を深く信じ、卜筮の告げることは、いずれも真実なりとし、陰陽道は、いよいよ迷信化した。承和年間にはじまった『続日本後紀』に、このような物怪に関する記事が多く載せられているのも当然であろう。

さらに、「弘仁から承和の初期にかけて、貴族社会が陰陽道の強い影響を受け、迷信流行の気分は十分きざしていた。これを観取した天台の円仁は在唐十年の研究を密教に傾注し、承和十四年に帰国するや朝廷・貴族の信仰を集め台密の全盛期を招来した」と岩城隆利氏（『国史論集』「御霊信仰の発生」）は述べている。したがって、承和初期、陰陽道による迷信が流行し、物の気が深く信じられるに至った要因は、春澄善縄のごとき陰陽道の深い信仰者があり、さらに円仁のごとき密教布教に力を注ぎ、台密全盛期をつくりあげた僧侶がおり、これらの相互の密接な関係にもとづくものであったと考えるべきであろう。

かくて朝野を問わず、陰陽道にもとづく迷信が流行するにつれ、多くの人々の間に怨霊すなわち御霊の観念がうえつけられ、これが民間の宗教行事の形となって人々の間に御霊会と称するものが行われるようになってきたのである。この霊会がいつごろからはじまったかは明らかでないが、貞観のはじめころには、すでにこのようなことが行われていたようである。

『三代実録』貞観五年（八六三）五月二十日条には、

神泉苑に於て御霊会を修す。勅して左近衛中将従四位下藤原朝臣基経、（中略）藤原朝臣常行等を遣わし会事を監せしむ。王公卿士赴き集り共に観る。（中略）律師慧達を延し講師と為す。金光明経一部、船若心経六巻を演説す。雅楽寮伶人に命じ楽を作し、帝近侍児童及び良家稚子を以て舞人と為す。（中略）此日宣旨、苑の四門を開き、都邑人出入し縦観を聴す。所謂御霊は、崇道天皇、伊予親王、藤原夫人及び観察使、橘逸勢、文室田麻呂等是也。幷びに事に坐し誅せらる。寃魂厲を成す。近代以来、疫病頻発し死亡甚だ衆し。天下思えらく、此災は御霊の生ずる所也と。京畿よりはじめ外国に及ぶ。夏天秋節に至る毎に、御霊会を修し、往々断たず。或いは仏を礼し経を説き、或いは歌い且舞い、童貫の子をして靚粧馳射、背力の士袒裼《たんせき》相撲、騎射芸を呈し、走馬勝を争う。倡優嫚戯、遞相誇競せしむ。聚って観る者塡咽せざるなし。遐邇因循、漸く風俗を成す。今茲に春初咳逆疫を成し、百姓多く斃る。朝廷祈を為す。是に至り乃ち此会を修し以て宿禱に賽する也。

と記している。すなわち、京畿地方の人々は、疫病が頻発し多くの死者が出るたびに、さきに政治の渦中にまきこまれ、無惨な死をとげた早良親王や伊予親王・藤原吉子・藤原仲成・橘逸勢《はやなり》・文室《ふんや》田麻呂らの怨霊のたたりのためであるとし、その霊を慰めるために、歌舞音曲などを行い、あるいは相撲・競馬・騎射等の遊戯を行なった。この行事は毎年夏から秋にかけ行われ、御霊会《ごりょうえ》とよんでいた。

そこで朝廷においても、貞観五年（八六三）五月二十日、神泉苑でこのような御霊会を藤原基経らに命じて行わせられ、多くの王侯諸臣もこれに参列し、市民にも神泉苑の四門を開き、自由にこれに加わることを許されたと言うのである。すでに民間にはこのような怨霊思想が発達し怨霊を祭ってその霊を慰めるとともに市民娯楽の場としていたのであって、このような催しが貞観のはじめころから恒例的に行われていたのである。陰陽道を信じ、物怪に深い関心を持つ善縄らが、民間のこうした霊会に注目するのは当然のことであり、単なる民間行事としてではなく、朝廷においても国家行事として、これを行わざるを得ないようになってきたものと思われる。

民間の御霊会は、その後、日とともに盛んとなり、ついには、民衆が御霊会に名をかりて徒党を組み治安を害するおそれが出てきたので、競馬や騎射等の行事を禁じ、ただ小児の遊戯のみを許すようになってきた。このことについて『三代実録』貞観七年（八六五）六月十四日条には、

京畿七道諸人、事を御霊会に寄せ、私に徒衆を聚め、走馬騎射する事を禁ず。小児聚戯は制限に在らず。

と、禁制令が出されたことを記している。

このように、民衆の間に怨霊思想がはびこり、御霊会が盛んとなってきたとき、菅原道真《すがわらみちざね》の事件が起きてきた。道真は藤原時平のため大宰権帥に左遷され、やがて延喜三年（九〇三）配所で死亡した。貞観五年（八六三）より、およそ四十年後のことである。

道真の死後、六年を経て、延喜九年（九〇九）時平は年歯僅か三十九歳をもって死没した。ついで延喜十五年には醍醐天皇も疱瘡にかからせられ、同十七年の春から翌十八年夏にかけ咳病の流行があり、多くの人々がこのために苦しんだ。二十二年には貞頼親王、ついで是忠親王も薨ぜられ、ついに延喜二十三年（九二三）には延長と改元せられるに至った。しかも、この年三月二十一日には、時平によって擁立された皇太子保明親王が二十一歳の若さで薨ぜられたのである。

怨霊思想を信じていた時の人々が、このような凶事の連続を道真の怨霊のたたりと考えたのも当然であろう。朝廷においても道真の怨霊をおそれ、保明親王の薨去後間もなく四月二十日、道真をもとの右大臣に戻し、正二位をおくってその霊を慰め、たたりの解除を願ったのである。

このように怨霊のたたりをおそれる心は、平安初期から深く人々の心にくいこんでいた。嵯峨天皇はこれを戒められたが、物怪を深く信じている春澄善縄らによって、御遺誡がしりぞけられるのみか、かえって怨霊思想を助長する結果となり、物怪は怨霊のたたりによるものと言う考えが朝野に深くしみわたって、いっそう物怪をおそれる心が強くなってきた。

かくて、世は藤原摂関時代となり、藤原道長を中心とする時代がやってきた。この時代の人々は、後世にその名をうたわれるほど繊細優美な藤原文化をつくりあげたものの、それだけに女性的な性格を帯び、弱い、感傷的な性格の持ち主であり、月の傾くのに涙を流し、こおろぎの鳴声に物のあわれを感じたのである。

しかし、その反面、当時の貴族はみずからの権勢を維持し、外戚の権を得るためには、同族といえども、あらゆる術策を弄し、讒誣《ざんぶ》中傷を敢えてして、これをおとしいれたのである。このため、不幸、敗者となったものの怨みはきわめて深刻であり、また運よく勝者となったとしても、一方には敗者の怨みや復讐をおそれ、心の中に恐怖の念が潜んでいたことは当然であり、また一面には、いつ敗者に転落するかも知れない危惧の心におびえていたのである。

ただでさえ怨霊のたたりをおそれる当時の貴族に、このような恐怖心・危惧心が現われるとき、彼らが「もののけ」に一層のおそれを抱くようになったのは、容易に想像し得ることである。したがって、この時代の人々は、「もののけ」が、このような怨霊のたたりによって起こるものと考えるよりも、むしろ「もののけ」自体が怨霊のたたりと考えるようになってきた。

かくて、当時の人々は、悪疫の流行はもとより、個人の死亡も病気も苦しみも、すべては、この「もののけ」のせいと考え、さらにこの考えが発展して、「もののけ」によって起こる病気自体をも「もののけ」と呼ぶようになった。当時、このような「もののけ」の思想が、いかに人々の心にしみ渡っていたかが察せられるであろう。

しかし、このような「もののけ」におびえ、悩まされるものは、はじめは、すべて前述のごとき、大きな意味での勝者・敗者の関係にあるもののみであって、こうした渦中にまきこまれない一般のものには、「もののけ」の恐怖にさらされるようなことはなかった。したがって、このような「もののけ」は敗者の怨の声であり、のろいでもあり、また勝者の恐怖観念であるとともに自己苛責の心の現われであったとも言い得る。

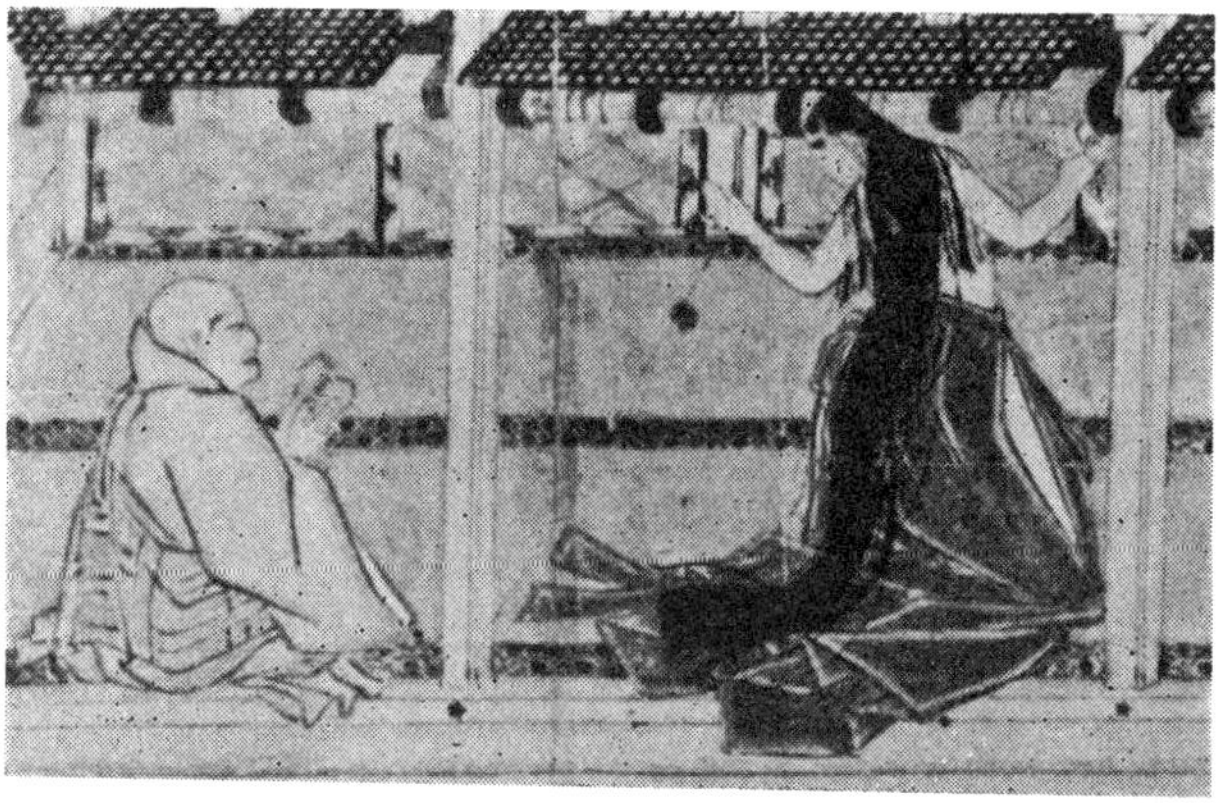

図4　よりまし（「荏柄天神縁起」）

しかし、「もののけ」が一般的となり、病気即「もののけ」となると、一部には、こうした優勝劣敗の結果にもとづく怨霊のたたりと言うより、病人あるいは死者と因果関係に乏しい「もののけ」がその原因とされるようになってきたのも当然であろう。

「もののけ」を調伏するために、僧侶によって加持祈禱が行われたことは、『栄花物語』や古記録にしばしば記されている。もちろん怨霊のたたりなどのあろうはずもなく、すべては病気のせいであるが、当時の人々は、真剣に、祈禱さえ行えば「もののけ」が退散し、病気が癒るものと信じていた。僧侶が「もののけ」を調伏するためには、常に「よりまし」と言うものが必要であった。「よりまし」は、「もののけ」を一時のり移らせるためのもので、「うつすべき人」（『枕草子』）あるいは「ものつくもの」とも言われていた。

加持祈禱がはじまると、まず「よりまし」を病人の次の間かあるいは同室の隅の屏風の中にひかえさせておく。祈禱がようやく盛んとなると、「もののけ」が「よりまし」にのり移り、「よりまし」は神がかりのような情態となり、みずから「もののけ」になりかわって病人へのうらみの数々を或いは病人の苦しみを述べたてるようになる。こうなれば「もののけ」は病人から抜け出て「よりまし」にとりつき、祈禱は一応成功したことになる。このように祈禱の効果をあげるためには、「よりまし」を選ぶことが重要事である。このためには、病人に平素から仕えている女中とか、小童が選ばれる。彼らは家庭内の事情を平素から熟知し、病人が誰れに、何のために怨まれているかをよく知り常にこれをおそれているものであり、また病人の日頃の悩み・苦しみをよく知っている者である。

もしも「よりまし」に、家庭の事情も知らず、病人のうけている怨みもまったく知らないものが選ばれたとすると、その怨言はきわめて滑稽なものとなってしまう。したがってこの「よりまし」を選ぶことが祈禱の重要な要素となることは言うまでもない。かくすることによって僧侶は祈禱の効果を最大限に発揮することができ、病人の信頼感もいっそう高まることは当然である。現世利益《げんぜりやく》を説き加持祈禱を主眼とする当時の密教のきわめて効果的な行事であり、民心を救うどころか、民心をしてさらに深く「もののけ」の恐怖においこむ結果となったのである。

当時、「もののけ」を調伏するさまは『栄花物語』や『紫式部日記』などに詳しく記されているが、さらに詳細にその模様を記したものは清少納言の『枕草子』である。すなわち、

松の木立ち高き所の東、南の格子あげわたしたれば、すずしげに透きて見ゆる母屋に、四尺の几帳立てて、その前に円座置きて、四十ばかりの僧のいときよげなる、墨染の衣、薄物の袈裟、あざやかに装束きて、香染の扇をつかひ、せめて陀羅尼を読みゐたり。

もののけにいたう悩めば、移すべき人とて、おほきやかなる童の、生絹の単あざやかなる、袴長う着なして、ゐざり出でて、横ざまに立てたる几帳のつらにゐたれば、外様にひねり向きて、いとあざやかなる独鈷をとらせて、うち拝みて読む陀羅尼もたふとし。

見証の女房あまた添ひゐて、つとまもらへたり。ひさしうもあらでふるひ出でぬれば、もとの心失せて、おこなふままに従ひ給へる、仏の御心もいとたふとしと見ゆ。（中略）かかるほどに、よろしくて、「御湯」などいふ。北面にとりつぐわかき人どもは、心もとなく、ひきさげながら、いそぎ来てぞ見るや。単どもいときよげに、薄色の裳など萎えかかりてはあらず、きよげなり。いみじうことわりなどいはせて、ゆるしつ。「几帳の内にありとこそ思ひしか。あさましくもあらはに出でにけるかな。いかなることありつらん」と、はづかしくて、髪をふりかけてすべり入

れば、「しばし」とて、加持すこしうちして、「いかにぞや、さわやかになり給ひたりや」とこうち笑みたるも、心はづかしげなり。(中略)「明日も、御いとまのひまにはものせさせ給へ」となんいひつつ、「いと執念き御もののけに侍るめり。たゆませ給はざらむ、よう侍るべき。よろしうものせさせ給ふなるを、よろこび申し侍る」と言すくなにて出づるほど、いとしるしありて仏のあらはれ給へるとこそおぼゆれ。

と記している。

しかし、「もののけ」の調伏は、このような静かな、清らかな祈禱のみではなかった。ことに摂関家ともなれば数十の僧侶を集めての祈禱であり、そのすさまじさは、かえって病人に悪影響を与えたであろう。『紫式部日記』は、中宮彰子御産の折の祈禱について、

御帳のひんがしおもては、うちの女房まゐりつどひてさぶらふ。西には、御物怪うつりたる人々、御屛風一よろひをひきつぼね、つぼねぐちには几帳を立てつつ、験者あづかりあづかりののしりゐたり。南には、やむごとなき僧正僧都かさなりゐて、不動尊の生き給へるかたちをも、呼びいであらはしつべう、たのみ、うらみみ、声みなかれわたりにたる、いといみじう聞ゆ。北の御障子と御帳のはざま、いとせばきほどに、四十余人ぞ、後に数ふればゐたりける。いささかみじろきもせられず、気あがりて物ぞおぼえぬや。

と、そこに居あわせた紫式部でさえ、「気あがりて、物ぞおぼえぬや」と記しているほど、すさまじ

いものであった。

さらに、無事出産もすみ、いよいよ後産のときには、

今とせさせ給ふほど、御物怪のねたみののしる声などのむくつけさよ。（中略）阿闍梨の験のうすきにあらず、御物怪のいみじうこはきなりけり。

と、「御物怪のねたみののしる声のむくつけさよ」と、「よりまし」の叫ぶ声のあさましい様子を記している。彰子が後産に苦しむ姿を、「よりまし」は、「もののけ」の怨みとし、口々にののしりわめくのであって、今日の医学では想像もされぬことが、当時、現実に行われ、その効果を信じていたのである。

結局、平安時代ことに藤原氏を中心とする摂関時代には、「もののけ」とは怨霊のたたりであり、病気は、すべて「もののけ」によって起こるものとさえ考えられ、ついには「もののけ」によって起こる病気をも「もののけ」と言うようになってきた。前述のごとく怨霊のたた

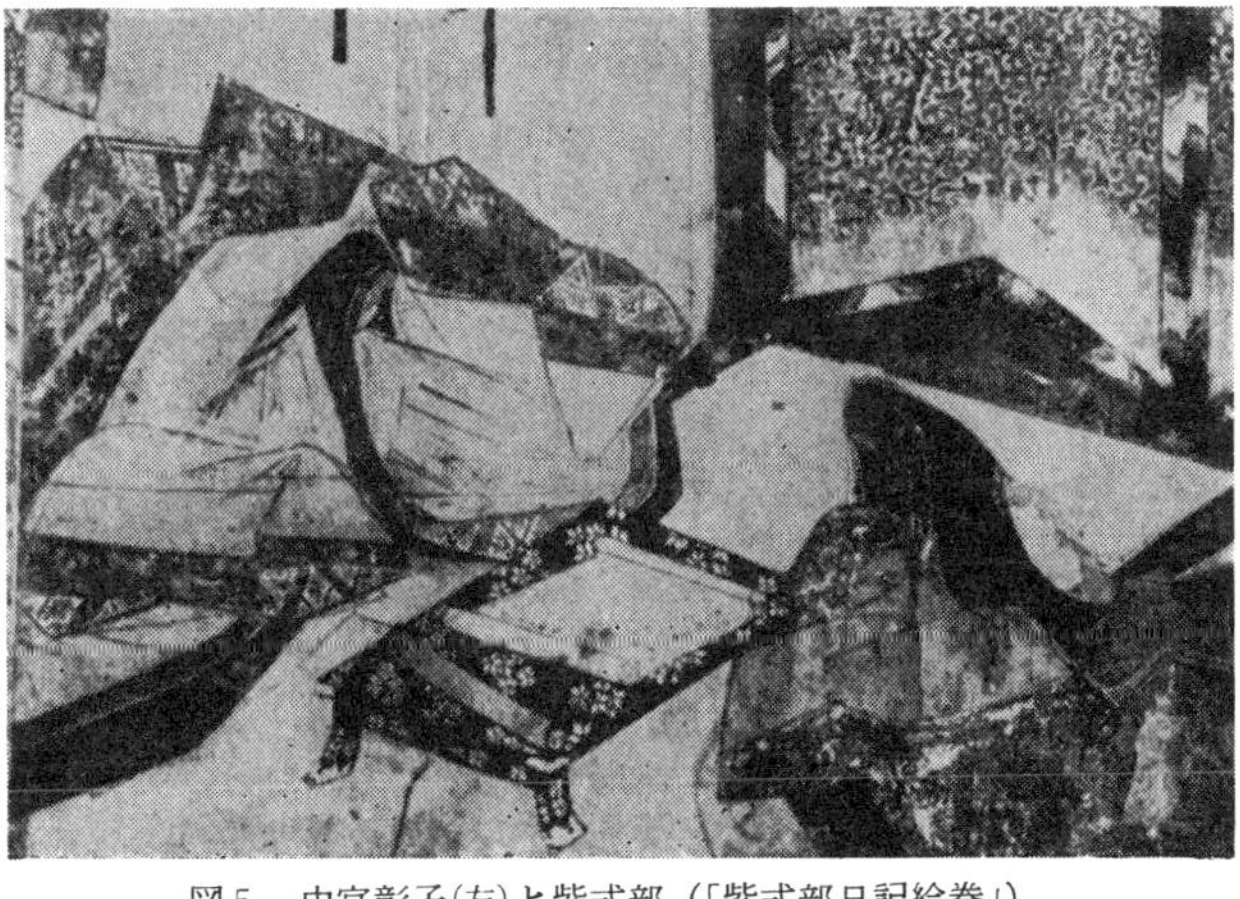

図5　中宮彰子(左)と紫式部（「紫式部日記絵巻」）

りによって人間が病気となるようなことの有り得るはずがなく、もしこのようなことに悩むものがあるとすれば、その人は相手をおとしいれ、不幸な目にあわせた人であり、それに対する自己苛責による精神的苦悩であることは言うまでもない。

しかし、その多くは、このような精神的苦痛ではなく、病気そのものの苦しみであり、それを第三者が勝手に怨霊のたたりによるものと考え、病人もまた、そのように考えていただけのことで、病気に対する知識の乏しかった時代には止むを得ないことであろう。

それにしても病苦を「もののけ」のたたりとしておそれることは、神経質であり、センチメンタルな弱い性格の保持者にみられることであって、剛放にして武勇にとみ、たくましい性格の持ち主が、このような「もののけ」におびえることは少ないと考えられる。したがって鎌倉時代のごとき武家政治が行われ、武士が身心を錬磨し、戦場に屍をさらすことを本懐とする時代になると、それら武士の間には、「もののけ」を信ずることは前代にくらべて少なくなってきたと言える。

このように、藤原時代に「もののけ」が一般に信じられたのは、医学知識の欠除はもとよりの事ながら、当時の人々の性格が弱く、感傷的であったがためであり、それに陰陽道にもとづく俗信仰の隆盛と現世利益を説きいたずらに加持祈禱を事とする当時の仏教が加わってつくりあげたもので、この時代、独特のものと言うべきであろう。しからば、当時の「もののけ」が、どれほど人々を苦しめたか、それについての検討を試みよう。

まず、『栄花物語』には藤原元方・祐姫親子の怨霊のすさまじさを記している。元方大納言の女祐姫は村上天皇の女御となり第一皇子広平親王を産んだ。しかるに、程なく藤原師輔の女安子が中宮となり、第二皇子憲平親王が誕生され、皇儲《こうちょ》と定められるに至った。元方は当時中納言の位にあり藤原南家の出身にて振わなかったのに反し、師輔は関白太政大臣藤原忠平の子として北家の嫡流であり、右大臣の職にあった。元方の力をもってしては、とうてい師輔に対抗し得るはずもなく、第一皇子の広平親王は、憲平親王のため皇儲の地位を奪われたのである。元方及び女祐姫は悲憤の涙にあけくれ、ついに元方、ついで祐姫も広平親王も、悲しみ、絶望の中に世を去った。この事情を知っている時の人々は、村上天皇が康保四年（九六七）五月二十五日、崩御せられたのを元方の怨霊のたたりのためと言うようになった。天皇が御病にかからせられると、「例の元方の霊なども参りて、いみじくののしる」と『栄花物語』は記している。

元方の霊は、憲平親王（冷泉《れいぜい》天皇）にもたたり、天皇が幼時より異常な情態におわしましたのも元方の怨霊のたたりとされ、女御超子の崩ぜられたのも「『猶これもかの御もののけのしつる』とぞおぼされける」と言われていた。元方の怨霊は、さらに花山・三条天皇の御身にも及び、「冷泉院の御物ぐるはしうましく〳〵、花山の法皇の十禅万乗の帝位をすべらせ給しは、基方民部卿が霊とかや。三条院の御目も御覧ぜざりしは、観算供奉が霊也」（『平家物語』）と言われていた。

この元方の怨霊にもまさる凄惨な様相をみせたのは、堀河大臣藤原顕光及びその女延子の怨霊である。延子は三条天皇の皇太子敦明親王(小一条院)の女御《にようご》となったが、道長の謀略のため、敦明親王は皇太子の位をひかれた。加うるに道長は小一条院にその女寛子をいれて女御とした。これを知った堀河女御(延子)は、「そのまゝに胸塞がりて露ばかり御湯をだに参らで臥し給へり」(『栄花物語』ゆふしで)という有様で、おとゞ(顕光)も「消え入りぬばかりにて臥し給へる」という有様なのであったが、ついに延子は寛仁三年(一〇一九)四月、ついで顕光も治安元年(一〇二一)五月、悶々のうちに死亡し、その怨霊は長く大勢の人々にたたったのである。怨霊は、まず女御寛子の身にたたり、「堀河のをとゞ・女御もろごゑに、今ぞ胸あくと叫びのゝしり給」(『栄花物語』みねの月)い、ついに寛子は万寿二年(一〇二五)七月九日逝去せられるに至った。

そのすさまじい怨みかたに、さすがの道長も「さてもあさましかりける堀河の大臣の女御の御有様かな」と歎ぜざるを得なかった。

怨霊は、さらに寛子の姉三条天皇皇后妍子・嬉子の身にたたり、さらに後一条天皇・後冷泉天皇の身にまで及んだのである。このように元方及びその女祐姫、顕光及びその女延子の怨霊は、生前怨みに思った数々の人々につぎつぎとたたって、恐ろしい復讐をとげたのであって、その執念深さは、膚に粟を生ぜしむる思いがするのである。もちろん、このような怨霊のたたりなどあるはずもないが、当時の人々は、真剣にこのように考え、怨霊のおそろしさに胆をつぶしていたのであろう。

死後、怨霊となって人の身にたたることは当時の常道とされていたが、中には生きた人間の霊が人の身にたたることさえ考えられていた。それは、架空の人物ではあるが『源氏物語』の中に記された六条御息所《みやすどころ》の生霊である。御禊の日の車争いに葵の上の供人から痛く辱しめられた六条御息所は、深くこれを怨みに思い、やがて、この怨みが葵の上にたたり、葵の上が妊娠するとさまざまの「もののけ」が出てきて苦しめるが、そのなかに、いかなる祈禱にも調伏されない頑固な「もののけ」があった。この「もののけ」こそ六条御息所の生霊であった。

御息所は葵の上にたたった「もののけ」が実は自分の生霊であったという世の噂を聞くにつけ、怪しうわれにもあらぬ心地に思い続けるのであったが、「御衣なども、たゞ芥子《けし》の香にしみかへりたり。あやしさに、御ゆする参り、御衣着かへなどし給ひて、心見給へど、なほ、同じやうにのみあれば、わが身ながらだに、うとましう思さるゝに、まして、人の、言ひ思はむことなど、人にの給ふべきことならねば、心ひとつに思し嘆く」のであった。

六条御息所が自分の衣服に芥子の香の染みついているのを知り、みずからは否定しながらも、なお心中の悩みを去り得ず、その疑を消しかねる心の裡は、まことにあわれと言うべく、人に打ちあけて語るべくもなく、わが身一人の苦しみとせざるを得なかった。御息所は生きながら怨霊となって葵の上を苦しめたのであるが、「ひたすら、世になくなりて後に、うらみ残すは、世のつねの事なり」と、死後も怨霊となって生前つれなかった源氏の君の愛人につぎつぎとたたった。御息所の怨霊は、「この人を深く憎しと思ひ聞ゆることはなけれどまもりつよく、いと御あたり遠き心ちして、え近づき参らず」と、源氏の君を怨みながらも、なお源氏への愛着を断ちきれず、源氏にたたらずして、みずからの恋敵につぎつぎとたたる御息所の怨霊は、恋に狂った女性狂乱の図とも言うべく、当時の貴族女性の愛欲葛藤の様を画いたものであろう。

このように、「もののけ」(物怪・物恠)は、はじめは目に見えない妖怪変化の類を言い、自然界の現象のうち、当時の人々の知識で解決し得ないようなことが起きたとき、これを物怪のせいだと考えていた。その中に、このような物怪によって起こる現象は人間の怨霊のたたりによって起こるものと考えられるようになってきた。それは、おそらく平安初期延暦年間のころからであろう。やがて、疫病の流行、貴人の薨卒など人間の不幸な出来事が、このような怨霊のたたりによって起こるものと考えられ、「もののけ」すなわち怨霊のたたりとされるようになってきた。前述のごとく多くの「もののけ」は、怨霊のたたりであった。それが、摂関時代に入ると、さらに転じて、このような怨霊のたたりによって起こる病気そのものも「もののけ」と言われるようになった。したがって、「もののけ」には、いろいろ異なった意味があることを理解する必要があろう。

(付) 鬼(鬼神)

平安時代には、しばしば「鬼」と言う言葉が使われている。この「鬼」あるいは「鬼神」と言うのも、おそらく前述の「もののけ」に類するものと言うべきであろう。『倭名抄』には、

鬼　四声字苑に云う、鬼居偉反、和名於爾或説に云う、隠字音於爾訛也鬼は物に隠れて形を顕わす事を欲せず。故に俗に呼んで隠と曰う也。人死魂神也。

と記している。前述、韓愈の『原鬼』にも、

鬼有り物有り、漠然として形と声と無きは鬼の常也。民天に忤《さから》うこと有り。民に違うこと有り。物を夾み倫に逆えば気に感ずるもの有り。是に於て鬼は形に形有り。声に憑有り。以て之に応じ、殃禍を下す。

と記し、鬼は形も声もないのが常であるが、もし民が天に忤《さから》い、倫に逆うようなことをすると鬼は形を現わし、民のために殃禍を来すと言うのである。

何故「おに」と言うかについて、『箋注倭名類聚抄』は、

按ずるに於邇の訓義詳しからず。引く所或は穿鑿附会と説き、信拠すべからず。(中略)按ずるに於邇は是れ牛角虎牙人を啗う者、梵策の所謂夜叉、羅刹の類也。亡者の精鬼に非ず。(中略)源君引く所人神を鬼と曰い、呉人の鬼と曰うは人の死神魂也。今俗に謂う所の生霊也。古は美太万と云う。下条霊字を訓するもの是也。則ち於邇と訓じ得ず、其鬼字は於邇訓ずべし。

と記し、「おに」と言う典拠には牽強附会が多く信ずべきものはないとしているが、一般には鬼は「隠」(オニ)の意であろうとしている。

鬼は古くからわが国でも取り上げられ、平安時代にも、しばしば古記録あるいは日記文学の中に記

されている。

『大鏡』には、藤原師輔が宮中より退出し、大宮通りを二条にさしかかったとき、百鬼夜行にあったと記し、『政事要略』には、文章博士三善清行がみずから経験した鬼のことを詳しく記している。これは『善家異記』「巫覡見レ鬼有徴験記」（『政事要略』巻七十）と称するもので、これによれば、三善清行の父（氏吉）が貞観二年（八六〇）淡路守となり、同四年大病にかかった。このとき鬼をよく見ると言う老婆が看病に当った。この老婆によると鬼が椎を持って病人の床の中にあり、それを一人の大夫が来て追払うこと一日一夜五、六度に及び、ついに鬼は鳴門を渡って逃げたと言う。老婆は、これで病気もたちどころに恢復するであろうと語ったが、まさにその通りに治った。そしてこの大夫は氏神様のお姿であると告げたので、清行の父は氏神様を深く尊崇した。

その後六年を経た正月、再び淡路守は大病にかかった。さきの老婆を呼びよせ看病せしめたが、その老婆は、先年の大夫が病人の枕許で泣き悲しんでいる、病人の運命はきまったと告げたが、はたして数日の後淡路守は死亡した。よくみると氏神様の社は荒れ果てて藪となっていたと言う。

やがて清行は寛平五年（八九三）備中守となって赴任した。間もなく国中に疫病が流行し、死者は道路に満ち、清行の館でも多くの人々が死亡するに至った。その時、小田郡から鬼をよく見ると言う優《う》婆《ば》塞《そく》がやって来た。この優婆塞は、一人の鬼が子供の首を椎で打とうとしていると言うとこの子供はたちまち発熱し、頭痛を訴え苦しみはじめた。さらに二鬼が清行の家来の菅野清高の首をとろうとしていると告げた。清高はこれを聞いて狼狽し、座を立とうとして数十歩歩いて顚倒した。その後七日を経た日、優婆塞は清高についていた鬼は大和国葛城郡と京都へ行ってしまったと語ったが、この日から清高の病気は癒った。また子供についていた鬼も祭りを受けたので喜んで賀夜郡の賀《か》陽《や》豊仲の家へ行ったと告げたが、この子供の病気もその日から癒った。一方鬼につかれた賀陽豊仲の家にはその二日後から疫病が流行したと言う。清行は、このような鬼の体験をしたので、この書の中に「此事迂誕なりと雖も、自ら視る所也。聊か以て之を記す。恐らくは後代余を以て鬼の董狐と為さん」と記している。

このように当時の人々は、鬼が人間を病気にかからせ、あるいは死亡せしめ、また疫病の流行をもたらすものと信じていた。

また、『今昔物語』巻二十には文徳天皇の母(実は女御)明子の方が鬼と契った話を載せている。すなわち、物の気に悩む染殿(明子)を祈禱し、染殿に憑った狐を追い出した金剛山の聖人と言うものが後になって染殿の色香に迷い、染殿の御帳の中へ入ったところを侍医の当麻《たいま》鴨継に発見され、捕えられて獄につながれた。それでも聖人は死んで鬼となり、染殿と契りを結ぼうと決心した。これを聞いた染殿の父の大臣は、さっそくこれを天皇に奏上したので、聖人は許されてもとの山に帰ることができた。しかし、どうしても染殿が忘れられず、鬼となって思いをとげようと十日余り断食してついに死んだ。かくて鬼となった聖人は思い通り染殿の御帳に入り、思いをとげることが出来た。

しかし、鴨継への怨みだけは晴らさずに居られないと人に憑いて告げた。これを知った鴨継は、恐れおののき、ついにいくばくもなくして死亡し、その子もまた発狂して死亡するに至ったと言う。この話を聞かれた天皇は大いに驚き、さっそく僧侶に命じ鬼の調伏を祈らせたところ、鬼もついに退散したと言うことである。

このように、鬼もまた妖怪の一種として人々から恐れられていた。しかし、このような妖怪は前述の人間の怨霊とは異なり、どこかに陽気さ・明るさがあり、一方には滑稽じみたところがあって、怨霊のたたりのごとき陰欝さがない。鬼気胸にせまるなどと、いかにも恐怖心をそそり立てるものがあっても、女性的なじめじめしたところがなく、むしろ男性的な剛快さを伴っている。「もののけ」と同じく反人間的・反社会的で、世に害毒を流すものとされながら、それほど人から恐れられもせず嫌がられないのも、こうした点にあるのであろう。

5　二　禁

平安時代の古記録には「二禁《にきん》」と称する病気がしばしば記されている。これを列記すれば、『栄花物語』には、

(1)十二月の廿日余りの頃、内に御にきみおはしまして、くすしども参りなどして、少し煩はしう申けり。（くものふるまひ）

(2)内の御にきみの事、猶おこたらせ給はねば、いかにとむつかしうおぼしめす。(根あはせ)

と、御朱雀天皇が「にきみ」を煩わせられたことを記している。

また、『中右記』には、

(1)中御門宗忠が腰の下に二禁を見つけ、医師に診せたところ、水を沃ぎ冷せとの事で、さっそく射水を行いよくなった(承徳二年六月六日条、同九日条)

(2)斎院が二禁を病まれたが典薬頭丹波忠康が朝夕治療申上げたため癒り、忠康はその功により正四位下に叙せられた。(長治元年八月二十一日条)

(3)中御門宗忠の左背に二禁ができた。さっそく采女《うねめ》正盛親に診せ、射水・灸治をせよとのことであった。しかし、だんだん増悪の兆あり、図書頭《ずしょのかみ》重康を招き七十草の灸を行い、朝夕射水するよう教えられ、さらに蛭飼を行なったところ漸くよくなってきた。(天永二年二月十三日条、同十八日条、同二十日条、同二十五日条)

このほか同年八月十四日、十六日、二十二日にも二禁のことを記している。

(4)大蔵卿藤原道長は日頃二禁を病んでいたが、本日六十二歳で薨じた。(天永二年四月二十四日条)

(5)三宮輔仁親王は二禁を煩わされ、本日出家せられる。年来飲水病を病み近日背に二禁ができたからである。(元永二年十一月二十四日条)

(6)民部卿藤原宗通、去る元永四年十月より飲水病を病み、今月一日より二禁ができ灸治していたが

逐日病勢が進んだため九条堂で薨去した。（保安元年七月二十二日条）

⑺大納言皇后宮大夫藤原能実、年来飲水病にかかっていたが、近日二禁ができたため出家された。（長承元年八月十八日条）

また『殿暦《でんりやく》』には承和五年十一月十四日条に、藤原忠実が二禁を病み、医師安部守親に診療せしめたことを記し、『水左記《すいさき》』には承保四年八月十三日条に、源俊房が肩に二禁（本書には「仁君」と記す）を生じ、藍を付けて治療したと記している。この他『兵範記《へいはんき》』には仁平三年十二月二日より六日条にかけ覚法法親王が二禁を煩わせられ、食事も進まず、ついに十二月六日崩ぜられた旨を記し、さらに久寿二年四月六日、同十三日及び同年十二月十六日、同二十三日、二十七日条には、本書の著者平信範が二禁を煩い針を行い、蛭飼《ひるかい》をしたことを記しているが、十二月二十三日条には「二禁の勢、柑子の如し」と記し、さらに同年五月二日条には、蛭五十を使用したことを記している。

このように平安時代の貴族には二禁を病むものが多く、しかも飲水病に併発し、ために命をおとすものが多かった。和田英松氏（『国史説苑』）は、当時二禁にかかったものの発病、年齢等を詳細に報ぜられているが（次表参照）、これによれば、当時、二禁と称する病気がきわめて多かったことがわかる。

しからば、二禁とは、いったいどんな病気なのか。『倭名抄』には、

痤　唐韻広痤（昨禾反和名邇岐美）小癤也

とあり、二禁は邇岐美の宛字で小癤であることを知り得る。しかし次表のごとく、当時二禁のため死

亡するものも少なからず、また『兵範記』久寿二年四月二十三日条にあるごとく、「其勢如二柑子一」とあり、蜜柑大の大きさに達した癤をも二禁と称していたのであって、『倭名抄』に言うごとき単なる小癤ではなかった。おそらく今日の癰《はれもの》に当るものも二禁の中に含まれていたものと想像される。このように当時の二禁は、今日一般に言われる大小の「おでき」と考えてよかろう。

さらに、当時、和名「爾支美」と言われている病気があった。この病気は、『医心方』巻四に、

治二面皰瘡一方第十四

病源論に云う、面疱は面上風熱の気ありて皰を生ず、或は米大の如く或は穀大の如く白色の者を

氏名	年齢	発病	全快または逝去	病中日数
後朱雀帝	三七	寛徳元年十二月二十日	寛徳二年正月十八日崩御	二十八日
後冷泉帝	二八	永承七年六月三十日	永承七年七月十二日平癒	十三日
左大臣源俊房	四三	承暦元年八月	承暦元年八月平癒	三、四日
関白藤原師通	三八	康和元年六月二十二日	康和元年六月二十八日薨去	七日
輔仁親王	四七	元永二年十一月二十日以前	元永二年十一月二十八日薨去	十余日
覚法法親王	六二	仁平三年十一月八日	仁平三年十二月六日薨去	二十八日
高倉帝	一五	承安二年九月十七日	承安二年十月八日平癒	二十日
建春門院	三五	安元二年六月十一日	安元二年七月八日崩御	二十七日
大納言藤原邦綱	六一	治承五年二月二十七日	治承五年閏二月二十三日薨去	二十六日
摂政藤原基通	二二	治承五年閏二月二十八日	治承五年三月一日平癒	四日
同	四〇	正治元年正月二日	正治元年正月三十日平癒	二十九日

謂う也。又云う、養生方に云う、酔うて露臥すべからず。人面に瘡疱を発せしむ。（和名、爾支美）

とあり、顔面に生ずる面疱、すなわち今日の「ニキビ」もまた「爾支美」と称していた。「邇岐美」も「爾支美」も同じ名称であるが、ここに言う二禁が「ニキビ」でなく、「おでき」であったことは言うまでもない。

前述のごとく二禁は顔面よりむしろ腰・背等に発生するものであり、和田氏は前掲書において、後朱雀天皇の二禁は左肩、高倉天皇は腰の上、背骨の右、輔仁親王・覚法法親王は背、建春門院は胸・腹・腋下、関白師通は髪際、基通は鬢の左方にできたと記しており、「ニキビ」とは発生場所もまったく異なっていたことを知り得る。当時のごとく医療の進歩しなかった時代には、治療も適切ならず、したがって毒勢が強まり敗血症のごとき症状となって、前述のごとく死亡するものも多く、ことに糖尿病に併発するときには、放置すれば重症となり死亡するに至ることは、現今でもまったく同様である。

当時、飲水病すなわち糖尿病に二禁が併発し、ために死亡した例は、前掲のごとく、輔仁親王・民部卿藤原宗通・大納言藤原能実らがある。また二禁と記さず、悪瘡と記し、そのために死亡したものに、大宰権帥藤原保実、前近江守藤原隆宗（いずれも康和四年〈一一〇二〉三月四日死亡、『中右記』）、典薬頭丹波忠康（嘉承元年〈一一〇六〉正月二十二日死亡、『中右記』）らがある。ことに丹波忠康は前年十二月ごろから頸部に悪瘡ができ、そのため嘉承元年正月二十二日死亡したのであって、頸部の悪瘡が果しておできのごときものか、悪性腫瘍の類か明らかでない。『中右記』の著者、藤原宗忠は、「名医之病、天之令然歟」と記している。おそらく当時の人々は、癰も癤もみな同様に時に二禁とし、あるいは悪瘡などと称したのであろう。なお前述のごとく『水左記』には「仁君」と記しているが、二禁の宛字として用いたもので、二禁が正しいことは言うまでもない。

何故二禁と称したのか、二禁が邇岐美の宛字であることは考えられるが、どうしてこのような二禁の字を使用したかについては、和田英松氏も前掲書に、確たる理由はなく和名の「ニキミ」の「キミ」に瘡の義を持たせたもので『万葉集』に大君の御笠とか、君がきる御笠の山とかと言う歌があり、笠を瘡とし、これを君にひっかけて瘡を「キミ」とし、やがて禁としたのではないかとされており、また『小野流伝授類聚抄』を引用し、腫物には、殊に淫・酒の二を禁ずるので腫物を二禁としたのではないかとの説を立てるものもいるが、これも必ずしも確かではないと述べている。いずれにしても、何故、二禁と記したのか、その語源は明らかでない。

さて、この二禁の療法としては、薬剤塗布、灸治、射水、針、蛭飼等が行われていた。薬剤塗布には、主に藍が使用され、これを大黄あるいは麦門冬《ばくもんとう》等とともに、あるいは単独で使用した。

『玉葉』承安二年（一一七二）九月二十日条には、

去十七日未時許、御浴殿事有り。其時始めて之を見付け奉る。御腰上背骨右方に御二禁有り。

其勢囲碁石頗小程也、仍って医師等を召遣す。重長、定成、憲基、此中憲基早参す。時に酉剋許也之を見奉り申して云う、今夜藍を付け奉る。実ハ大黄と藍を摺り、之を付け奉る。君の療治には輙ち針灸に及ばず、大黄を以て至極の治と為す。仍って大黄の由申、忽ち恐れ思食す可きの故今夜先ず藍を付け奉るべきの由申す。今夜の体に随って、明日より偏えに大黄を付し奉るべきし、云々。御寝の間押帖し奉るべしと云々。夜に入り定成参入申して云う。藍帖専ら然るべからず。大黄を麦門冬と摩し、之を付け奉るべし。今夜の形勢を見るに及ぶべからず、太《はなは》だ以て懈怠也と云々。其後重長参上、中状大略定成に同じ。仍って一向大黄を付け奉り押帖三義を止めさせらると云々。十八日夕、医師小増有るの由申す。其中憲基申して云う、付け奉る人を相替らしめるごときかと云々。果して以て然り。頗る自讃也と云々。其の後増さず減ぜず今日に及ぶ。（中略）定成語りて言う。鱸魚《すずき》、石榴《ざくろ》等共に以て禁食なり。而して憲基は好く聞食すべきの由を注申す、太だ以て不覚也。仍って本文に注出して人々に見せしむと云々。

と、高倉天皇の腰の背骨の右に碁石大の二禁が出来たのを九月十七日入浴の折女房が発見した。さっそく丹波重長・丹波憲基が参上し、憲基が藍をつけるようにと進言したが、やがて和気定成が参上し藍はよろしくない、大黄を麦門冬とともにすってつけるようにと申し上げ、重長も定成の意見に同調したと言う。十八日の夕となり病状が少し進んだので、これを憲基に尋ねたところ、薬をつけるものが代ったからだと言い、その通りであるのに驚いた。その後も天皇の御病状は変化なく、定成は鱸魚と石榴は禁食であると申し上げたが、憲基は天皇が好んで召しあがれるもので差支えないと言上した。兼実はこれを聞いて驚き、この事を日記に記し、人々に教えたいと記している。

ついで二十六日条には、

女房等語って云う、去る廿三日聊か御増有り。是に定成暫く御薬を止めさせらる。倦き奉られ、針を奉るべきの由申さしむ。（中略）人々以て奇と為すと云々。

とあり、二十三日ごろから天皇の病勢が進んできたので定成はしばらく薬をつけるのを止め、膿んでから針をしたいと申した。やがて二十七日夜から大黄を止め、鹿角をつけられほぼ御平復になった。そこで定成・重長らには恩賞を授けられた。しかし憲基一人は恩賞に漏れたが、これは定成の讒言のためかと言われていると記している。このように当時は藍や大黄・麦門冬等の薬を塗布し、あるいは灸治をなし、さらに冷水をそそぎこれを冷やし、それでも膿んでくれば針を立て膿を出し、あるいは蛭飼を行なったのである。

射水は冷水をそそぎ癰に冷罨法《れいあんほう》を施すことで、その具体的な記事は『春記《しゅんき》』（藤原資房の日記）永承七年（一〇五二）七月一日条に詳しく記されている。すなわち、

主上労御事軽からずと云々。相成、雅忠等云う、大さ梅核の如し。其根を抜くに太《はなは》だ深く固し。仍って水を沃がしめられること吉とすべき也。密々云う、灸治御吉とすべしと云々。大竹を以て樋となし水を通ず。水口太だ広し。間断無く冷しおわすべしと云々。御中宮上御曹司方に渡り、此治を加えしめ給うと云々。王者に此病有り、是れ故院の御例也。太だ悲しき事也。天下政務皆以て理に非ず、天道の咎むる所か如何。（中略）宮中周障、御板敷等を放ち水を沃ぐと云云。

と記され、ついで二日条には、「沃水御無二間断一云々」と記し、三日には、「主上御熱物昨今減気有りと云云、頗水口を縮むと云々」とあり、七日条には「主上御悩平御の如し、医師等申して云う、今に至りては恐れあるべからず、時々冷やし御わしますべし」と記している。沃水はその後も継続され、十二日に至って御病気もほぼ平癒、沃水を止め蓮葉汁をもって冷やされた。

以上が後冷泉天皇が二禁にお悩みの折の治療法で、太い竹を樋とし、これに水を通し、昼夜間断なく冷やし奉ったため漸く軽快、その後も蓮葉汁でお冷やし申し、平癒された。その功により典薬頭和気相成は従四位上に、丹波雅忠は従四位下に叙せられた。このように竹筒で二禁を冷やしたことがわかる。

また、二禁の灸治については、前述のごとく藤原宗忠のときには七十草も行なっているが、三宮輔仁親王の二禁のときには、元永二年(一一一九)十一月二十日、和気重忠は親王に三針を加え、翌二十一日には丹波重基は六ヵ所に灸をすえ、二十三日には更に一ヵ所に灸治している。このとき、和気重貞がはじめに針を行い、さらに三度針をさしたため病状が増悪し、そのあとを丹波重忠が拝診している。そのため重忠は医療の方針について語っているが、その内容は『長秋記』元永二年十一月二十三日条に記されている。この内容はすでに風病の項に述べたごとく、熱病は熱をもって治し、寒病は寒をもって治すべきで、頭風に水を沃ぐことは、寒病に寒をもって治療する方法である。またときには熱病に寒を、寒病には熱をもって治療することもあり、医師たるものは、この旨を心得て治療すべきであると言うのである。

しかるに和気重貞は、この理を わきまえず、輔仁親王の二禁にはじめから針をさし、これが二、三度に及んだため二禁は増悪し、ようやく大事に及んで重忠に治療を任したことはまことに遺憾である。幸い重忠が灸治を行なってから病状に変化はないが、しかし身体の憔悴が強く、予後は難かしいと語っている。

かくて輔仁親王は重忠の灸治後、二、三日は変化がなかったが、御憔悴のため二十八日薨ぜられた。前掲『中右記』には、親王が年来糖尿病にかかられていたことを記しているが、『長秋記』には、このような記述はない。

二禁すなわち「おでき」が十分化膿しないときに、いたずらに針を立てれば、症状がかえって増悪することは言うまでもなく、重忠はこれを戒めたものと思われる。このように当時の二禁の療法は癰の治療と同じく、まず藍・大黄・麦門冬等をすって塗り、冷水で冷やし、ついで灸治を行う、もし化膿すれば蛭飼あるいは針で排膿を図るのが一般であった。

6　腫

『小右記』寛弘二年（一〇〇五）二月七日条に、

将監興光云う。弥勒寺講師元命左府へ言上の解文、今日近江守朝臣の許へ持来る。又近江守朝臣の許へ送りし書状に云う、帥（平惟仲）去年十二月二日、厠に於て仆伏し、腰を損じ動かず。近江守朝臣日頃病悩、昨夕より平減に似たり。

同八日条には、

弥勒寺講師元命の書に云う。帥去年十二月二日、腰を折り不覚。使者云う計之命を殞すか。午剋元命書札持来る。雑事を示し送る中に、札紙に注して云う。帥中納言、去年十二月二日、厠を出ずる間腰を折り、今に至る辛苦、已に死に及ばんとす。近来耳目見聞きせず、闇腫、前後不覚なり。是元命書状文也。

とあり、大宰帥平惟仲が寛弘元年（一〇〇四）十二月二日、厠を出ようとしてころび、腰を折り、きわめて苦しく、近ごろは耳も聞えず、目も見えず、おまけに闇腫のため前後不覚の状態にありと、弥勒寺講師《こうじ》元命の書状は伝えている。惟仲はその後も容態が思わしくなく、ついに寛弘二年三月十四日、大宰府にて死亡したことが『日本紀略』『公卿補任』等に記されている。おそらく惟仲は夜厠を出ようとして転落し、腰を打ってそのため腰骨の骨折でも起こしたのであろう。このため、だんだんと目も見えず耳も聞こえず、前後不覚のまま三月十四日死亡したものと思われる。しからば、ここに「闇腫」と記しているのは、何を意味するのであろうか。

毎年十月十五日、京都市太秦《うずまさ》広隆寺において牛祭と称する祭が行われている。これは厄除《やくよけ》の神事として行われ、天下泰平と五穀豊穰を祈り、また疫病の駆除を願うものであるが、この寺には現在応永十九年(一四一二)の祭文が残されている。この祭は、主神の摩多羅神と四天王が異様な鬼の面をつけ、主神は牛にまたがり、青鬼・赤鬼などを従えて寺の門前を廻り、祖師堂の前で祭文を節をつけて読み、やがて祖師堂にかけこむと言う祭事で、異例の所作が行われ、天下の奇祭と言われているものである。

さて、この祭文の中に、

アタ腹、頓病、ヒ風、スハフキ、チヤウ瘡、ヨウサ、𨳝風、体ニハ尻瘡、虫カサ、ウミ瘡、アフミカサ、冬ニ向ヘル大アカヽリ、

と多くの病名が記され、このような病気を払いのけることを願う意が記されている。この祭文の中にも𨳝風と言う病名が記されているが、いったい𨳝腫・𨳝風とは何を意味するのであろうか。

これについて奈須恒徳は、『本朝医談』において、

斯邦の書女陰に開閚設文也字女陰とすれは必僻字にあらず男には閇五音扁海閉と同じ𨳝盤庚由蘖由古文由弓に作る男陰の象形とすべし、寺島良安は男陰に且字を用たれども予は由字を用べく思ふなりの字を用ふ。

応永九年太秦牛祭の文に𨳝風といふ病名あり。老人雑話氏卿の父は臆病の人なり。其時俗間の小歌に日野の蒲生殿は陣とさへいや下風おこると師語録云、世に下風とも(和極集男子下風とて俄に気結冷風気指こみ頻に振付後寒熱後疝赤腫痛云々)へのこ風とも云、睾丸に筋つらなつて引つり痛む也。

と記し、𨳝は男陰の象形なりとしている。このように𨳝風とは、下風・へのこ風とも言い、睾丸から精系が引きつり痛み、振う病気であることがわかる。したがって、前述、平惟仲が𨳝腫に苦しみ前後

不覚に及んだと言うのは、陰茎から陰嚢にかけ腫張したことである。惟仲は転倒して腰を打ち、骨折を起こしたのであろう。そのため陰部が腫張してきたのであって症状も重かったものと考えられる。

閶は、わが国の国字で、『字鏡集』によれば、応永本に「閶《チン》」とあり、『伊呂波字類抄』には「閶《フクリ》」とし、『節用集』(天正十八年本)には陰嚢(或作閶)と記している。したがって、閶は陰嚢を意味するか、あるいは陰茎をさすか明らかでない。またこのような文字がいつごろから使用されたかも明らかでない。おそらく前述『小右記』に記されたのが記録上最初のものであろう。

7　瘧　病

平安時代、しばしば文学や日記に「わらはやみ」あるいは「えやみ」と記された病気で今日の「マラリヤ」に当たるものである。当時の人々が、マラリヤが蚊の媒介による原虫症などと知るはずもなく、したがって『倭名抄』には、

説文云瘧音瘧俗云衣夜美一云和良波夜美寒熱並作二日一発之病也。

と、二日に一度熱発作の来る病気というのみで詳しい説明を欠いている。

シナの医書『諸病源候論』も、

夏日暑に傷けば秋必ず瘧を病む。瘧の発すること時を以てするは、此は是邪風府に容りて膂を循って下る。衛気一日一夜に常に大いに風府に会す。其明日に下ること一節、故に其作るときは則

ち腠理開く。腠理開けば則邪気入る。邪気入るときは則病作る。此れ日に作ること常晏なる所以也。と記し、邪気が体内に入り栄気を侵すために発病するものとし、症状によって、温瘧、寒瘧、癉瘧、労瘧、思瘧の五種あり、また邪気の侵すところによって心瘧、肝瘧、脾瘧、腎瘧、胃瘧等の名称をつけている。

病理の明らかでなかった当時では、マラリヤの症状をいろいろ勘案し、これに以上のような名称を附し区別したものであろう。今日、マラリヤの主症状と言えば熱発作であり、悪寒戦慄とともに急激に発熱を来たすもので、これに三日熱型、四日熱型、あるいはこれらの交錯した毎日熱型等のあることは周知のことである。

当時の人々は、蚊の媒介によるマラリヤ原虫症などを知るよしもなかったが、漠然と夏季より秋季にかけて発生することの多い状況をみて、「夏日傷レ暑秋必病レ瘧」と考えていたのであろう。しかし、わが国の一部の人には、『堤中納言物語』「虫めづる姫君」の条に、「又蝶はとらふれば、わらは病せさすなり、あなゆゝしともゆゝし」と記されているごとく、蝶が原因で瘧病が起こると考えている向きもあったようである。平安時代、マラリヤの多かったことは多くの日記、記録等に記されているが、具体的にどのようであったかは記されていない。しかし、道長の『御堂関白記』には東宮敦良親王の瘧病発作が比較的詳細に記されている。寛仁二年(一〇一八)八月条の記述を要約すると、

十三日　東宮心地例ならず。仍って候宿す

十四日　内裏より退出
十五日　東宮御悩みあり。馳せ参ず
十六日　退出
十七日　東宮又悩みあり。仍て候宿す
十九日　東宮朝より温気あり、悩み給う。去る十七日には酉時（午後六時頃）悩み給い、本日は亥時（午後十時頃）発せられ、為方なし
二十二日　東宮熱発作あり
二十四日　東宮熱発作あり
二十七日　道長、日来の咳病により遅く参内したが、その間発作あり、未時（午後二時頃）には気分宜し
二十九日　発作なし。僧等に禄を賜う

このように東宮敦良親王は十三日御病になり、その後一日おきに発作があり、二十九日に至り漸く治癒したことを明らかにしている。

東宮の病気について道長は病名を記していないが、経過よりみて三日熱型の瘧病であったことは明らかであり、『日本紀略』も、寛仁二年（一〇一八）八月十九日条に、「東宮日者《ひごろ》瘧病を悩み給う。法橋叡効加持の間発《おこ》り給わず。仍御馬布施等を賜り権律師に任ずべきの由仰せ下さるの後、夜に入り発らせ

られ給う」、同二十九日条には「東宮瘧病発り給うべきの日也。天台座主大僧正慶円を請い加持するの間、発り給わず。仍種々の布施有り」と記している。このように、当時、瘧病と言えば加持祈禱にたよっていたことを知るとともに、加持の僧侶も運次第で、発作日に当った僧侶は運が悪く、その日をうまくのがれて祈禱した僧侶は恩賞に預るという状態であった。

ちなみに瘧病を民間で「オコリ」と呼ぶようになったのは室町時代で、記録では『大乗院寺社雑事《ぞうじ》記《き》』の文明五年(一四七三)十一月二十四日条に、

東御方御違例事、去七月一日辺より気を蒙ると云々。四日より御オコリ。

と記されているのがはじめてであろう。もっとも、すでに平安時代から「おこりごこち」「おこり日」「おこりやみ」とも呼ばれており、一部には、このように呼ばれていたものが、やがて一般人の病名として流布されるに至ったものと考えられる。

なお、『言継《ときつぐ》卿記』の永禄九年(一五六六)七月二十五日条から八月二十八日条にわたって、山科言継は妻(葉室頼継女)が瘧病を煩ったときの症状をきわめて詳細に記しており、当時の瘧病の状況を如実に知ることができる(拙著『室町、安土桃山時代医学史の研究』参照)。また戦国時代より江戸初期には、瘧病は「ギャヘイ」と呼ばれていた。当時、無学の医師が多く、ためにしばしば「ギャヘイ」を『般若心経』の句の「掲諦《ぎゃてい》々、波羅掲諦、波羅僧掲諦」と間違え、これが笑話の材料となったことが『醒睡笑』『浮世物語』等に記されている。

8　霍　乱

霍乱《かくらん》もまた平安時代の日記、文学等に、しばしば記されている病気である。『倭名抄』は

霍乱　漢書云南越多霍乱之病矣霍乱俗云之利与利久智与利古久夜万比

とあり、下痢・嘔吐を主訴とする急性胃腸炎であることが理解できる。『諸病源候論』は、

霍乱は人の温涼調わずして陰陽清濁の二気、相干し乱るの時に由る。其乱るること腸胃の間に在るときは因て飲食に遇て変す。発するときは則心腹絞痛し、先づ心痛有るものは則ち先づ吐す。先づ腹痛する者は先に利す。心腹並に痛む者は則ち吐利倶に発す。風を挾みて実する者は身に発熱し頭痛す。体疼み復吐利す。虚する者は倶に吐利し心腹刺痛す。

と詳しく症状を説明しているが、前述、『倭名抄』のごとく腹痛を伴い嘔吐・下痢を主訴とする病気であることは明らかである。

『叢桂亭医事小言』(原南陽著)には、

霍乱ハ素問ニ出、病形ノ有様ヲ以名付タリト諸書ニ見ユ、其形ハ腹痛甚ク、手足逆冷、大汗出、煩渇乾嘔、転筋六脈細伏ス、是ハ老壮ノ別ナク、一昼夜ホドニ死生ノ有コトニテ俗ニ大霍乱ト云、数刻苦メバ顔色瘠、目上陥リ、半眼直視シテ速ニ死ス、

と記している。『御堂関白記』の寛弘元年(一〇〇四)七月二日の条には、

亥時許、忽ち霍乱に悩む。心神不覚、通夜辛苦。

と道長が霍乱にかかり、終夜苦しんだことが記され、ついで翌三日条にも、

終日尚悩む。今夜より僧正を以て修善をはじむ。今日より又卅講をはじむ。悩気あり重しと雖も堂を渡る。

と記し、四日条には「心地頗宜」と記している。したがって、このときの霍乱は二日間の煩いで治癒したことがわかる。このときの状況を『小右記』の寛弘元年七月三日条には、

早旦、読経僧云う。左府去夜より俄に重く煩わせらる。（中略）子剋許、霍乱のごとく悩ませらる。（中略）子丑剋許より、霍乱のごとき病に悩む。嘔吐隟無し、今間、嘔吐止む。然して心神極めて悩む。無力殊に甚し。仍って相遇うこと能わず。

と、道長が七月二日夜半より霍乱に悩み、嘔吐頻回にあり、心神極めて無力の状態にあったことが知られる。おそらく道長は腹痛嘔吐に悩まされたもので、食中毒のごとき症状であったと推定される。霍乱の記事は多くの古記録に記されているが、その症状はいずれも大同小異、とくに異なった症状は認められない。

9　腹　病

腹病は腹部の病気の総称名であって、とくに限定した病気をさすものではない。したがって、この

病名の中には、溜飲《りゅういん》、積聚《せきしゅう》、疝《せんき》、脹満《ちょうまん》、膈病《かくびょう》、食傷、霍乱等の多くのものが含まれている。おそらく、病名を判然と診定し得ぬ場合、腹病という総称名で処理したものと思われる。

したがって、江戸時代に「フクビャウ」と呼ばれたものとは別箇の病名と解すべきであろう。『病因指南』(岡本一抱著、元禄八年刊)には、

黄腫胖病ハ和俗ノ所謂不久比也宇ナリ。黄疸ト同ジキガ如ニシテ異ナリ、黄疸ハ面目周身倶ニ黄色ナルノミ、腫ル、コトナシ。胖病ハ腫レテ身面青黄色ナル中ニ白色ヲ帯ビテ目中ハ常ノ如シ。

と記し、香月牛山《ござん》の『牛山活套《ござんかっとう》』には、

黄胖病ト云フアリ、黄疸ノ種類ニシテ脾胃ノ敦阜ニシテ温熱積実ノ病ナリ。和俗フク病ト云ヒ、又坂下ト云フ。平胃散ニ鉄粉ヲ加ヘテ細末トシテ用ヒ、其効神ノ如シ。此症ヲ治スルニ本邦ニ伝来スル所ノ粉薬アリ。皆鉄粉ヲ加味スルナリ。

と述べている。さらに『叢桂亭医事小言』は、

黄胖ハ今民間ニ多ク、中人以上ニ稀ナル病ニシテ、糞土ノ気ニ感ジテ病ムト云フ。浮苦《フク》病又は阿《ア》遠《オ》ノ病ト呼ビ、又ゼイフクトモ呼ブ。方言多シ。爪甲反テ薄ク、或ハ摧ケテ長ゼズ。或ハ片片ニヘゲテ枯衰スルモノ、其先萠ナリ、虚里ノ動強ク、人迎ニ響キ、喘悸シテ起歩執作スレバ、益甚シク眩暈ス。此証先ヅ起歩セント欲スレバ、未ダ起歩セザルニ喘息ス。故ニ坂ヲ登ラントスルニ、坂ヲ望ムト立所ニ喘ス。坂下ト呼ブハ此ニテ名ヅクルナランカ。

と、「フクビャウ」の症状を詳細に記している。したがって富士川游氏は『日本医学史』に、『フクビャウ』ハ高度ノ貧血症ニシテ、ソノ多教ハ十二指腸虫病ナラン」としている。このように、腹病と「フクビャウ」とはまったく異なる病気であり、両者は当然区別されるべきものである。

さて、腹病については、『長秋記』の長承二年（一一三三）八月二十八日条に、

斎院日来例ならず御坐ます。是年来の宿痾也。其上去日頃より発病、未だ平癒し給わざるの間、件の本御病再発。御腹ふくれ、御面足手なども腫て、凡飲食不通に御坐ますと云々。是により内々トせられし処、陰陽師広方、御病極めて重しと云う。九月を過ごされる御事尤だ難かしかるべしと云々。（中略）又医師重忠見奉りて云う。年来の御病腹病事の外大事に罷成る。今に於ては医治の及ぶ所に非ず、只御祈請に任せらるべし。

と、斎院恂子《じゅんし》内親王が重症の腹病にかからせられたことを記しているが、ここに腹病と称せられるものは、記された症状よりみても明らかに腹水症であることが認められ、前記「フクビャウ」とは異なるものであることが認められる。

このように、当時は、後述の胸病と同じく、病名が明らかでなく、ただ腹部の病気あるいは胸部の病気を腹病・胸病と呼んでおり、したがってこれらの病気には前述のごとき多くの病気が含まれていたものと考えられる。

10　胸　病

胸病もまた前述の腹病と同じく胸部の病気を総称したもので、この中には肺疾患のみでなく、胸部の神経痛あるいは心臓疾患も包含されていたものと思われる。

たとえば、『源氏物語』の「若菜下」の巻には、

夜ふけて、大殿篭りぬるあか月がたより、御胸をなやみ給ふ。(中略)御身もぬるみて、御心地も、いとあしけれど(中略)源「いかなる御心地ぞ」とて、さぐりたてまつり給へば、いと、あつくおはすれば、昨日聞え給ひし、御つゝしみの筋など、思し合はせ給ひて、いと、おそろしく思さる。御粥など、こなたに参らせたれど、御覧じも入れず、日一日、そひおはして、よろづに見たてまつり嘆き給ふ。(中略)そこ所ともなく、いみじく苦しくて、胸は時々おこりつゝ、わづらひ給ふさま、堪へがたく、苦しげなり。(中略)おなじさまにて、二月も過ぎぬ。(中略)すこしよろしきさま見え給ふ時、五六日うちまぜつゝ、又おもり煩い給ふこと、いつとなくて、月日を経給ふは、「なほ、いかにおはすべきにか。よかるまじき御心地にや」と、おぼし歎く。御物の怪などいひて、出でくるもなし。悩み給ふさま、そこはかと見えず。たゞ、日に添へて、弱り給ふさまにのみ見ゆれば、いとも〳〵悲しく、いみじく思すに、御心のいとまもなげけり。

とあり、紫の上が胸病に悩んだことを詳しく記している。このように熱が出て、しかも長期にわたっ

て病に悩み、食欲もおとろえ、どことてとくに悪い所も見えず、衰弱されて行く状況は、一応現今の肺結核の症状とも考えられる。

また、『枕草子』の「病は」の項には、

病は、胸。もののけ。あしのけ。はては、ただそこはかとなくて物食はれぬ心地。（一八八段）

とあり、ついで、

八月ばかりに、白き単なよらかなるに、袴よきほどにて、紫苑の衣のいとあてやかなるをひきかけて、胸をいみじう病めば、友だちの女房など、数々来つつとぶらひ、外のかたにも、わかやかなる君達あまた来て、「いといとほしきわざかな。例もかうや悩み給ふ」など、ことしなびにいふもあり。（中略）いとうるはしう長き髪をひき結ひて、ものつくとて起きあがりたるけしきもらうたげなり。（一九〇段）

と記している。若い上品な娘が病んでいる姿は、この胸の病が、いかにも結核のように思われ、肺病に冒された娘の、色あくまでも白くすきとおったような皮膚、やせてつんとした上品な顔が想像されてくる。しかし、ここに記された胸の病が果して結核を意味しているかどうかは、もとより明らかでない。このように文学の中には「胸の病」と称するものが記されているが、その本態を明らかにすることは出来ない。

古記録の中にも、しばしば胸病が記されている。たとえば『小右記』には、永祚元年（九八九）十

月二十七日条に、

或いは参るも胸病と称して直ちに以て退出し、或いは急病と称して解脱し内記局に臥すと云々。

とあり、また正暦元年（九九〇）八月十五日条には、

式部丞伊祐来りて云う。主上（一条天皇）此両三日、御赤痢病に悩み給う。就中昨日より重く悩み御わしますと云々。

ついで同月十六日条には、

主上去夜重悩御。是御胸病か、又御赤痢かと云々。

と記されている。いかなる病気か、これだけでは判断し得ないが、胸部の突発的な病気と想像される。あるいは後者の例は、赤痢を一条天皇が煩われており、胸内苦悶のごとき症状があったのかも知れない。

また長徳二年（九九六）五月三日条には、

出雲権守隆家胸病を煩うにより尚皮嶋辺に在りと云々。

と、出雲権守藤原隆家が胸病を煩い逗留を願い出たことを記しているが、隆家は、さきに兄伊周と謀り、従者に命じ花山法皇を射させた罪により出雲権守におとされており、したがって隆家は胸病と称し、逗留を願ったものと思われるが、その症状は明らかでない。

藤原道長は、しばしば胸病に悩んでいるが、道長の胸病が『御堂関白記』に記されたのは寛仁二年

（一〇一八）四月九日のことで、同日条に、

亥時許より胸病に悩み甚重し。丑時許頗宜し。摂政、他子等皆来る。

と記され、『小右記』同年四月十日条にも、

大殿去夜胸病に悩ませらる。（中略）彼殿御消息、去夜より煩う所堪え難し。私問いて云う、只今頗宜しと云々。（下略）

と記され、道長が九日の夜十一時ごろから胸病に苦しみ、午前二時ごろには落ちついたことを明らかにしている。その後、しばしば胸の病を煩い、『御堂関白記』寛仁三年正月十日条には、

暁方より深雨、辰巳時より例の胸病発動し、前後不覚、（中略）夜に入り頗宜し。

同月十七日条にも、

巳時許より胸病発動し辛苦終日。

と、胸病の苦しさを記している。

『小右記』には、道長の胸病の症状を、

俄に御胸病発動す。重く悩み苦しみ給う声太だ高く叫ぶ如し。（寛仁二年閏四月二十四日条）

と、道長が胸病に苦しんだ状況を記している。道長の胸病は寛仁二年より三年にわたって頻回に起こり、しかも数時間後には平静に戻っている。したがってこの病気は、後項、道長の病状に記すごとく、心臓疾患であり、その本態は心臓神経症のごときものであったと推定される。

このように、当時胸病と称せられたものは胸部臓器の疾患の総称名であって、その中には呼吸器に属するのみならず、心臓の疾患あるいは胸部の神経痛、筋痛等のごときものも本症に包括されていたものと考えられる。

第二　仮名書状と疾病

平安時代の仮名書状ことに女性書状はきわめて珍しいものとされているが、久曾神昇《きゅうそじんひたく》氏は『平安時代仮名書状の研究』を公刊され、その中に藤原為房妻の書状を記されている。

この書状は比叡山に稚児として上った愛児が、病気のため下山して自宅に療養中の経過を山の師僧に報じたもので、子の病状に一喜一憂する母の情愛がにじみ出ており、母性愛の深さをしみじみと思わせる愛情のこもった書状である。

藤原為房は藤原冬嗣の裔で、永承四年(一〇四九)に生まれ、延久五年(一〇七三)従五位下に叙せられ、寛治三年(一〇八九)左少弁、天永二年(一一一一)参議にすすみ、永久三年(一一五七)六十七歳で没した。本書状の主、為房妻と言われる女は、久曾神氏によれば源頼国女であると推定されている。

この為房妻の書状のうち、とくに病状を報じたものを拾録してみよう。

おほんいとまもものせさせたまはずはべらんに、わざ□(と)かくおぼしわすれさせたまはずはべ□(る)事をぞ、かへす〴〵うれしうのみ思たまへまい□□(らせ)はべりてぞ。東宮の御事こそだいじに、如何とのみなげきまいら□(せ)はべ□(れ)。あやしうはべる□(ぞ)、おそろしうはべ□(る)。返〴〵ぞ、このちごは、ぬるみだにいまゝでさめはべらで、いと〳〵心ぐるしう思たまへ、みだれはべりてぞ。おぼしわすれさせたまはずはべるうれしさぞ、まめやかにのみ、よろこびまいらせはべる。

わが子の病気について師の僧から懇篤な見舞を受けたことを感謝しつつ、東宮の御病気が重態であることを心配するとともに、わが子の病気も未だに熱も下がらず、それだけに末おそろしく、どうなることかと心を痛め、わが子の病状を見守っている母性愛の心情がありありと書状の中に出ている。

「ぬるみいまださめはべらで」とあるのは、熱が未だ下がらぬことを意味するのであろう。『源氏物語』（若菜下）には、動詞の形で用いられていて、「（紫の上が）御胸をなやみ給ふ。（中略）御身もぬるみて御心地もいとあやしけれど……」とあり、『国語大辞典』は、「病気にて体温すゝむ」と説明してあって、熱発の意であり、当時、一般にはこのような語が用いられていたものと思われる。

ぬるみなど、昨日よりぞさめて、心地もよろしうなりてはべめれ□《ば》、いと〳〵うれしうはべりてぞ。まことに、いかにとのみ思たまへられはべりしに、かへす〴〵も、おほんいのりのしるしとのみぞ、思たまへられはべる。うれしうのたまはするあり□□《さま》をぞ、たのもしうよろこびきこえさせはべる。昨日の御ふみもみで、まいりはべりにければこそ、□《み》ずは□《う》、にもいかゞとのたまはせてはべりしかば、かへす〴〵うれしうはべりてぞ。

わが子の熱も下がり、心地もよくなってきてまことにうれしい。一時は、どうなることかと心配したが、これも貴僧の御祈禱の賜物であると有難く感謝していると、子の病気の恢復を喜び、これも師の僧のお蔭と喜んでいる母の子を思う愛情が、この手紙の中に、にじみ出ている。

おほかたの心地はよろしうはべめるに、しはぶきのいとくるしげにて、よるはまさりつゝしいりて、ものをつきなどしはべめれば、いかゞとみたまふれ□《ど》、みなゝべてかくのみ、このころよにしはべな□《れ》ば、そのあり□□《さま》に□《ぞ》、思たまへ□□□《はべる》。されどわざとおりなど、せさせたまふべきありさまにははべらず。かくいそぎのたまはせてはべる事をぞ。

熱も下がり、子の心地もよくなってきたが、咳が出て、そのため苦しがり、ことに夜は、咳がはげしくて嘔吐などすることもあり、どうなることかと心配しているが、これは世間の人も、すべてこのようで止むを得ぬこととあきらめていると言うのである。

わかのしはぶきは、昨日よりまさりてくるしげにはべめるを、おぼしめしいのら□《せ》給□《へ》。ひるはよろしくて、おきてありきな□《ど》するばかりもはべめるに、よるのいとたへがたげにて、ものもくひはべらぬに、まれに露もくひはべりては、みなつきつゝ、いと心ぐるしうみたまへられはべ□《る》こそ。

子供の咳は昨日よりもはげしく、苦しそうであるから、どうか御祈禱をお願いしたい。日中はさほどでもなく起きて歩きなどしているが、夜になるとひどく咳が出て物も食べない。稀に少しでも食べると、それを全部嘔いてしまって、まことに可愛そうで見ていられないと、子が咳に悩む有様を報せ、祈禱を願っている。

日ごろは、みづからもれいならずのみはべりて、御ふみもいとひさしう、みまいらせはべらでこそ。昨日、今日ぞおこたりてはべる□《(に)》、又このよるより、わかいみじうぬるみて、くるしがりはべめれば、みたまへなげかれはべりてこそ。いかにはべれば、かくたび〳〵はわづらひはべるに□《(か)》と、おそろしう思たまへられはべる。けふあすぐして、山にのぼらせはべらんなど思たまへてはべりつるに、いと〳〵わりなくはべりてこそ。あやしうはべりけるとしのくせにや、□《(み)》の□《(日)》はつゝしむとしにはべなれば、かくはべるにや。

自分も病気に悩んで、久しくお便りも拝見できず、御無沙汰して来たが、昨今病気もよくなったのに、子供は、また今夜から熱が出て苦しがっている。いったいどうしてこうもたびたび病気をわずらうのかと、末おそろしくなってきた。実は今日か明日にでも子供をつれて山へ登ろうと思っていたのに、まことに情ない次第である。今年は厄年だから、そのせいかと思い悩んでいると、子の病気の再発を気にやむ母の情愛がこまやかに記されている。

一日の御返はべりけむや。わかはいとおもげにのみ、なりまさりはべりて、ぬるみさまもいとおびたゞしげにて、かさのありさまも、なべてのにはにはべらで、うへのくろみてひきいりてはべるを。かゝるはおそろしき事な□《(ど)》、みな人のいひはべめれば、よろづも思たどられはべらでぞ。こゝにはべりつるげすのこどもの、か□《(く)》はべりけるも、昨日みなうせはべりぬときゝはべりしより、心地もほけ〳〵しうなりはべりてぞ。よろづおぼしやりつ、なほ〳〵よく〳〵いのらせたま

へ。（図6）

子供の病気もだんだん重くなって行くようで、熱も高くなり、瘡（痘瘡）も普通とはちがって上が黒くなって、少し凹んでいるようである。このような瘡は大変おそろしい病気だと人々が言うのを聞くにつけ、何事も考える余裕もない心地がする。ことに永年家に仕えていた下人の子供が、このようになって昨日死んだと言うのを聞いてからは、自分は気でも狂いそうである。どうか早く癒るように御祈禱を願いたいと、子の病気の重態にやるせなく思い悩む母親のせつない気持が文面に現われている。

今までの書状では、ただ熱が出たり、咳が強かったりしただけで、どのような病気であったかわからなかったが、この書状によって、子が痘瘡にかかっていたことが明らかとなった。人の噂を聞くにつけ、それをわが子の病気に結びつけ心配する母親の気持は、女ならではわからぬ心情であろう。

心地よろしうはべめれば、けふは心のどめはべりてぞ。おほういでげに、かさのありさまのはべめるこそ、うみはべ

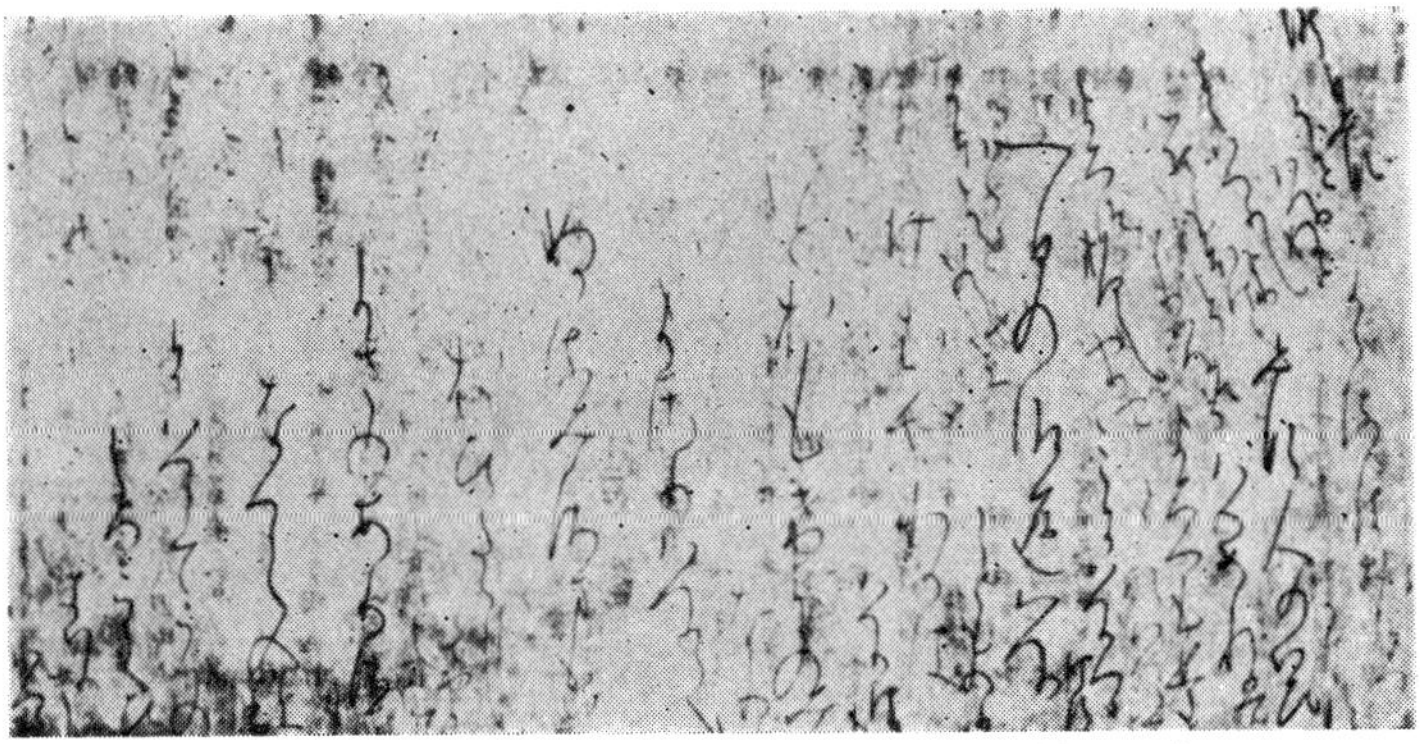

図6　藤原為房妻書状（『平安時代仮名書状の研究』より）

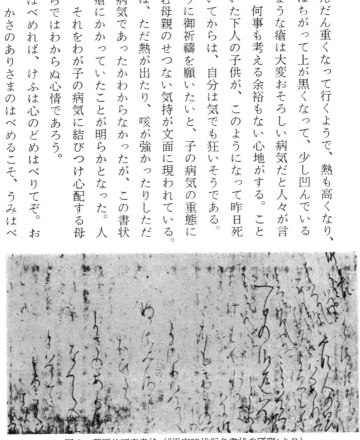

らむほどもわりなげ□《(や)》と、むつかしうはべめれ。わたらせたまはずとも、やくし経などよませたまいて、「かほにあとみぐ□《(る)》しかるまじう」と、おぼしいのらせたまへ。おほ(い?)さのいとむづかしげになりぬべくのみはべめれば、又それぞ如何と思たまへればべる。御心にいれて、かくおぼしのたまはするぞ、ほいはべりて、返すぐ。

痘瘡も出て、心地もよくなって来たので安心ではあるが、瘡の状態もたくさん出て来そうな有様で、これが膿んだら処置なしだと心配になる。こちらにお越し下さらずとも結構だから、どうか『薬師経』でも読んで、顔にあばたの残らぬようお祈り願いたい、と師の僧に哀願している。

平安時代の人々はほとんどが痘瘡にかかり、おそらくこれらの人々は顔にあばたを持っていたであろう。それでも、わが子だけはあばたを残さぬようにと祈願をこめる母親のいじらしさがしのばれる。当時の人々が美容を重んじ、ことに顔の疵の残らぬよう努力したことは『小右記』にも詳しく記されている。

むねよろしうなりてはべり。たゞしばしぞくるしげにはべめりし。昨日けふは、おきてありきあそびなどしはべめり。このほどに山にのぼせまほしうはべれど、いましばしいをくは□《(せ)》てと、思たまへてはべるになん。

子供の病気もだんだんよくなってきて、ときに苦しがることもあるが、昨日今日は起きて遊び歩くようになってきた。近いうちに子供を山へ登らせようと思っているが、今しばらく家に置き、魚などを食わせてからにしたい、と言う文面である。

病後の子に魚を食わせ、栄養を十分にとって衰弱を癒そうと言う母の愛情の現われであるが、当時からすでに魚類を食うことが栄養を補給し、養生をする道だと考えていたようである。

このようにこれらの書状は、比叡山の稚児となったわが子が下山して痘瘡にかかったときの病状を、逐一、山に居る師の僧侶に報告したものであるが、白河天皇の応徳二年(一〇八五)冬のころ、京を中心に痘瘡が流行し、皇太弟実仁親王もそれに罹患して薨去されたが、この書状は、これと同じ時期のものと推定されている。

ともかく、これら一連の書状は、痘瘡についてぬるみ(発熱)・発疱の初期症状から瘡の状態まで逐一症状の経過を記していることも珍しい上に、痘瘡に対する人々の考えもわかり、また、治療と言えば、ただひとすじに祈禱に頼っていたことが明らかにされ、さらに人々の病後の養生法なども知られて、まことに興味深い書状と言うべきであろう。

Ⅱ 病状の診断

第一　歴代天皇の病状

摂関時代の天皇の婚姻は、ほとんどが近親結婚であった。すなわち村上天皇の妃安子は藤原師輔《もろすけ》の女であり伊尹《これただ》・兼通・兼家らとは兄弟関係にあり、天皇との間に冷泉《れいぜい》・円融の二帝を生んだ。冷泉天皇は伊尹の女、懐子を妃として花山天皇が生まれ、さらに兼家の女、超子との間に三条天皇が生まれている。円融天皇は兼家の女、詮子を妃とし、その中に一条天皇が出生、一条天皇は詮子の弟で、藤原道長の女、彰子を皇后とし、後一条・後朱雀の二帝が生まれている。

後朱雀帝と彰子の妹嬉子《きし》との間に生まれた後冷泉天皇は同母姉妹を祖母・母に持つ濃厚な近親結婚による子であり、遺伝関係が著明に出てくる立場にある人である。このように当時の天皇は、藤原氏の閥族政治のため近親結婚の連続であった。しかし幸いにも天皇家に悪い遺伝素質を残すこともなく、ようやく後三条天皇の御代に及んで、天皇は権中納言藤原公成の女、茂子を入れて妃としその子に白河天皇が出生し、ここに道長を中心とした近親結婚の弊は断たれ、さらに白河天皇は右大臣源顕房の女、賢子を妃とし、その間に堀河天皇が生まれて、一応藤原一族との婚姻を断つことができた。

こうして摂関時代の天皇は、後朱雀天皇のごとき濃厚な血族関係を除き、その多くが従兄弟姉妹関係の婚姻であったにもかかわらず、その遺伝関係については大きな弊害もなかったのであるが、しかし冷泉・花山《かざん》の二帝は多くの書に「物狂いの天皇」とされ、精神病者であるかのごとき記事がみられる。これについては後項に詳論することとしたい。

　このほか天皇家の中で精神病者と目されるものは、後朱雀天皇と嫄子《げんし》(敦康親王女)との間に生まれた禖子《ばいし》内親王である。『栄花物語』「けぶりの後」には、

　先代をば後朱雀院とぞ申める。その院の高倉殿、女四宮をこそは斎院とは申すめれ。稚くおはしませど、哥をめでたく詠ませ給。候ふ人〳〵も、題を出し哥合をし、朝夕に心をやりて過させ給。(中略)明暮御心地を悩ませ給て、果は御心もたがはせ給て、いと恐しき事をおぼし歎かせ給。

と、後朱雀天皇第四皇女禖子内親王が、若い頃は歌に秀でられていたが、やがて病気に悩まされ、ついには精神に異常をきたされるようになったと言うのである。

　禖子内親王については、『中右記』永長元年九月十三日条裏書に、

　十三日夜前斎院薨ず。諱《いみな》禖子、後朱雀院第四女、母故中宮嫄子也。長暦三年降誕、後冷泉院始め賀茂斎院と為され、天喜六年病に依り斎院を退く。従爾以来、狂病に責められ、前後数十年を経たるかを知らず。今夜俄に以て薨逝せらると云々。御年五十八。出家人たるにより薨奏なきか

と記し、内親王が狂病であったとしているが、その症状は明らかでない。

　前述のごとく後朱雀天皇は一条天皇と彰子の間に生まれ、敦康親王は一条天皇と定子の間の子であ

略系図1（数字は死亡年齢）

- 定子 ═ 一条天皇
  - 敦康親王 ── 嫄子
  - 脩子内親王
  - 媄子内親王
- 彰子 ═ 一条天皇
  - 後一条天皇（29）
  - 後朱雀天皇（37）

略系図2（数字は死亡年齢）

後朱雀天皇

- ○嫄子
  - 祐子内親王（90）
  - 禖子内親王（65）
- ○嬉子
  - 後冷泉天皇（44）
- ○禎子
  - 後三条天皇（71）
  - 良子内親王
  - 娟子内親王
- ○延子
  - 正子内親王

る。したがって後朱雀天皇と敦康親王は同父異母系の兄弟であり、後朱雀天皇と嫄子とは伯父姪の間柄で、両者の結婚は近親相姦である。したがって禖子内親王の狂病は、このような血族結婚の結果とも言い得る。

しかし、後冷泉天皇もまた禖子内親王と同様の立場にある方であるが、この天皇に関しては、狂病あるいは異常性格を思わしめるごとき行動はまったく記されず、天皇は正常であられたものと推定される。

以上、藤原摂関時代の天皇家の婚姻関係について略述した。

1　冷泉天皇

冷泉天皇は、村上天皇の第二皇子、母は藤原師輔《もろすけ》の女安子で、憲平親王と言う。村上天皇崩御により、康保四年（九六七）五月二十五日践《せん》祚《そ》したが、多くの書は、帝は幼少の頃より物狂いの状況にあり、あたかも狂人であったごとく記している。すなわち『栄花物語』の「月の宴」には、

かくて東宮四つにおはしましゝ年の三月に、元方大納言なくなりにしかば、そのゝち、一の宮も

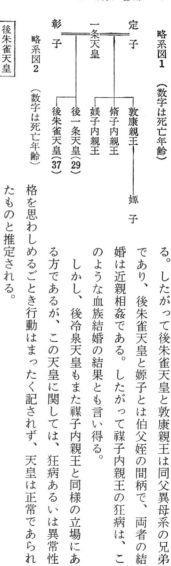

女御もうち続きうせ給にしぞかし。そのけにこそはあめれ、東宮いとうたてき御ものゝけにて、ともすれば御心地あやまりしけり。いと〱をしげにおはします折〱ありけり。さるは御かたちうつくしうきよらにおはします事限なきに、玉に瑕つきたらんやうに見えさせ給。たゞいみじきことに(は)、御修法あまた壇にて、世と共によろづにせさせ給へど、験なし。いとなべてならぬ御心ざま・かたちなり。御けはい有様、御声つきなど、まだ小くおはします人の御けはひとも見え聞えず、まが〱しうゆゝしう、いとをしげに在しましけり。これをみかどもきさきも、いみじきことにおぼしめし歎かせ給。

(中略)みかど例の御心地におはします折は、先帝にいとよう似奉らせ給へり。御かたちこれは今少し勝らせ給へり。あたらみかどの御ものゝけいみじくおはしますのみぞ、よに心憂きことなる。

として、東宮は幼時より「もののけ」のためどうかすると狂気になられ、まったく異常な御性質、御容貌で、お受けする感じと

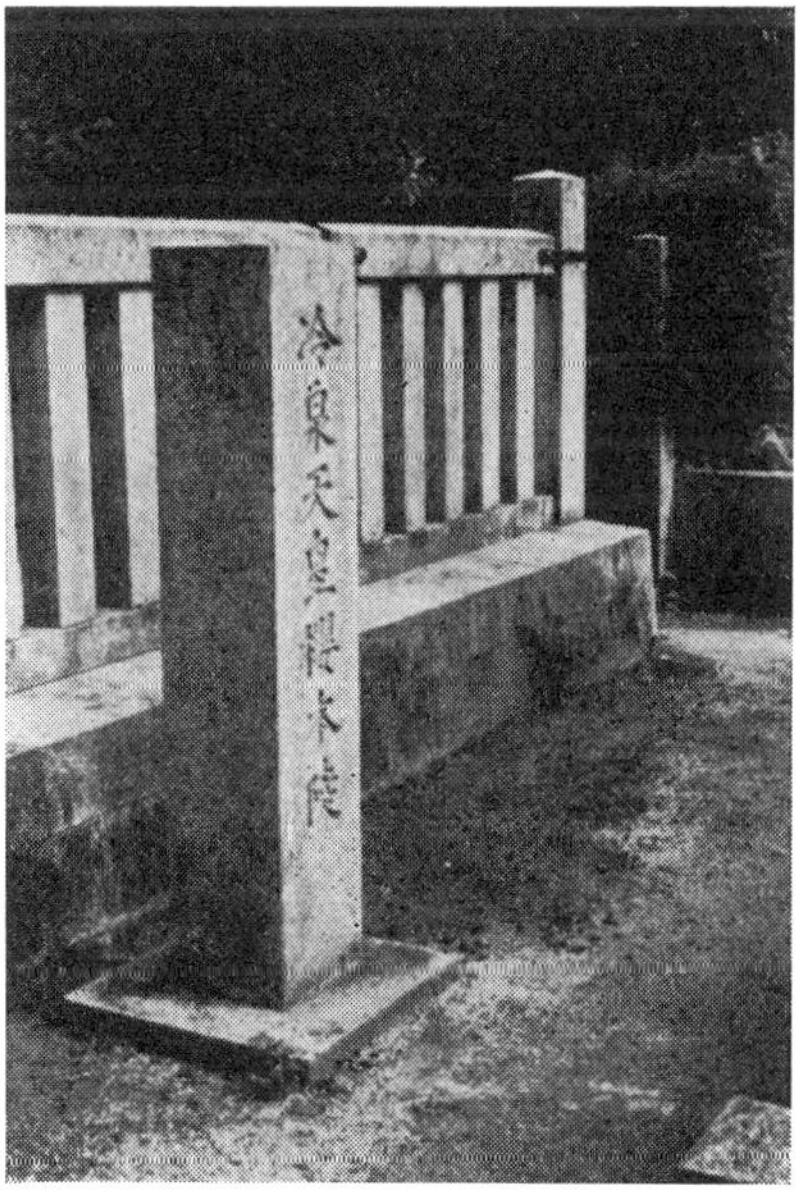

図7　冷泉天皇桜本陵(宮内庁)

いい、御声音などは、まだ小さくていらっしゃる人から受ける感じとは見えず、不吉で忌まわしく、お気の毒な様子であった（松村博司博士著『栄花物語全注釈』引用）と言うのである。

さらに、天皇が上皇になられてからの狂気じみた行動は、同書「ひかげのかづら」の巻に、

この頃冷泉院悩ませ給ふといふ事こそ出で来たれば、世にいみじきことなり。常の御有様なれば、「さりともけしうはおはしまさじ」など、おぼしたゆめど、猶おぼつかなしとて、殿の御前参らせ給て、見奉らせ給へば、いみじう苦しげなる御けしきにおはしますを、いかに〳〵と見奉らせ給程に、歌を放ちあげて謡はせ給。珍しき事ならねど、「あないみじのわざや」と見えさせ給ふは、猶御けしきなども例の御有様には変らせ給と、ことに見えさせ給へば、いとうたて覚えさせ給に、さすがに見知り奉らせ給へるも恐しうて、急ぎ出でさせ給ぬ。（中略）かゝる程に十月廿四日、冷泉院うせさせ給ぬ。

と、上皇が御病中にありながら大声をあげ歌を謡われたことを記し、上皇には平素から御脳の病気があり、このようなことも決して珍しい事ではないが、このように重態かつ狂気の御様子ではあるが、上皇が道長とお見分けなさるのが恐ろしくて、道長は急いで退出したと言うのである。このように、『栄花物語』は冷泉上皇が御狂気の状態にあったことを記し、これは藤原元方親娘の怨霊のたたりによるものとしている。

前述の如く、冷泉天皇は村上天皇第二皇子であり、第一皇子には中納言藤原元方の女祐姫を母とし

た広平親王があった。したがって順位よりすれば、当然第一皇子が帝位につくわけであるが、当時は必ずしもそうとは決まらず、むしろ母方の権力の強いものがその位につくこととされていた。当時の師輔と元方の地位には大きな差があり、師輔が関白太政大臣藤原忠平の子として、また北家の嫡流として、右大臣の職にあったのに対し、元方は南家の出身であり、中納言にすぎなかった。元方がとうてい師輔に対抗し得るわけもなく、元方は悲憤の涙にくれざるを得なかったのは当然であろう。元方は歎き悲しみ、絶望の中に世を去り、祐姫・広平親王も相ついで死亡した。したがって元方・祐姫らの怨みが冷泉天皇にたたり、その「もののけ」のため天皇は物狂いの状態となられたと言うのである。

天皇が狂気であったということは、北畠親房の『神皇正統記』にも記され、

コノ天皇邪気オハシケレバ、即位ノ時大極殿ニ出給コトモタヤスカルマジカリケルニヤ、紫宸殿ニテ其礼アリキ。二年バカリシテ譲国。六十三歳オハシマシキ。

と、天皇邪気のため大極殿で即位するはずが紫宸殿で行われたと言うのである。また室町時代、一条兼良《かねら》の著わした『源語秘決』には、

清慎公記云う。康保四年七月廿二日、宰相中将来り雑事を言う。ついで主上(冷泉天皇)、日を追うて本病発し給うの由を言う。左兵衛佐佐理云う、高声にて田中の井戸或いは法用を歌い給うと云々。左衛門督(師氏)又来り云う、今日、殿上辺の渡殿に候す。放歌御声甚だ高し。其御歌は子奈良波と云々。近衛官人皆御声を承る。頗る以て不便。明日除目《じもく》有るべしと云々。此のごときの間、

何ぞ公事を行わせらるるやと云々。往代、武猛暴悪の主を聞くも未だ狂乱の君を聞かず。此のごときの間、外戚不善の輩、昇進の望を競成す。左衛門督云う、藤納言（伊尹）大納言を望むと云々。夜に入り後、右少将為光朝臣来り云う、明日除目、一昨右大将（師尹）、藤大納言（在衡）と議定畢るの由伝承すと云云。揚名関白早く停止せらるべき者也。

今案、冷泉天皇は民部卿元方が怨霊によりて狂気におわしましける時、外戚の人々九条殿一条殿官位昇進等の事を議定せしかば、小野宮殿此時関白にありながら見処し給いし故に述懐し侍りて揚名関白はやくやめらるべしと記さる。

と記している。本書に記された『清慎公記』は、前文にもあるごとく当時関白太政大臣の職にあった藤原実頼（師輔の兄）の日記である。冷泉天皇とは最も近い関係にある人であり、天皇の行動を記している唯一の記録と言えるであろうが、この日記の目的は天皇の狂態を記述するためではなく、むしろ師輔の子伊尹らの専横を憤って記したものであることは言うまでもない。

さらに天皇（上皇）の狂態ぶりを記したものに『大鏡』がある。同書は、寛弘三年十月五日、南院が火災にあい、焼失したとき、

それに又、冷泉院の、御くるまのうちより、たかやかに神楽うたをうたはせたまひしは、さま〳〵けう（興）あることをもみきくかなと、おぼえ候し。あきのぶのぬしの、「庭火いと猛なりや」と宣ひけるにこそ、万人えたへず、笑ひ給ひにけれ。

と、冷泉院が火事の火を神楽の庭燎《ていりょう》とみたてて、大声で神楽歌を歌ったと記している。

こうして、『栄花物語』『大鏡』『清慎公記』ともに、天皇が時折狂気じみた行動をされた記事をのせているのであるが、しかし、これらを実事とみるべきか、あるいは『清慎公記』の記事が敷衍されたものとするかについては、一応考慮の余地があるものと思われる。

上皇の狂人ぶりを更に具体的に記したものは、「元亨四年具注暦裏書」(『大日本史料』寛弘八年十月二十四日条所載) である。これは、

寛治七年十月十二日、戌刻、大地震と云々。冷泉院永延地震、早旦仰せらる。池中島に幄すべし。渡御せんため也と。仍って幄を立て、御簾をかけ道に敷筵す。巳尅渡御、暫くして大地震、遅出の人皆圧伏せらる。人々問申す。院仰せられて曰う。今夜九条大臣(師輔)来り申して云う、明日午刻地震有るべし、中嶋に御すべしと云々。仍って為す所也。聞く者涕泣す。大臣の霊守護し奉りて御身を離れずと云々。

故河内守重通語りて曰う、童丱の時西宮に在り。人々と朱雀院の間、泥塗の上、歩板三、四枚を亘る。朱雀院方より白髪老翁有り。髻を放ち裾を取り乱して橋を渡る。重通踏板の一端を動揺せしむ。翁則ち平伏す。俄に朱雀院方より蔵人二人喘ぎ走る。翁を引いて帰り了る。後に聞く、此翁は冷泉天皇也と。

冷泉院火事に逢われ給う時、入道殿(道長)未だ著給わざるの練色の御衣を以て之を献ず。院問い

給う。人其由を申す。仰せられて云う、未だ天子此のごとき色を著るを聞かずと。御堂太恥申給云々 故経信卿語らせられて曰く、冷泉院尋常に御坐しまさず、脂燭を以て宮を焼かんと欲すと。人々申して云う、是左大臣（道長）の家、争でか恣に焼くことを得給うかと。院仰せられて云う、富大王何ぞ亦作らざるや。狂い給うと雖も、復尋常の時も有り、太だ美麗の人也と云々。太子と為り狂乱の初、終日足傷を顧みず、蹴鞠して梁上に留めんと欲せらる。人々初め恠む。又清涼殿に参上、炬火をもち屋上に昇りて御坐します。天暦（村上）御消息の返事に玉茎の形を書き給う。是等狂乱の始也。大嘗会御禊の日、尋常に復し渡り給う。美麗極り無し 懐子女御参り給う。狂乱の後三条院并に為尊、敦道等の親王を生む。

と記し、さらに『江談抄《ごうだんしょう》』には、「冷泉院御璽の結緒を解かんと欲し給う事」と題して、

故小野右大臣（実資）語りて云う。冷泉院御在位の時、大入道殿 兼家、忽ち参内の意有り、仍って俄かに単騎馳参ず。御在所を女房に尋ぬ。女房云う、夜御殿に御す、只今御璽の結緒を解かしめられ給うと。驚きながら闥を排し参入す。女房の言の如く、筥緒を解き給うの間也。因って奪取り本の如く之を結ぶと云々。

と記している。

このように、上皇の狂態は多くの書に記されているが、これについて検討してみよう。『栄花物語』「月の宴」には、天皇が幼時より物狂いの状態になり、顔付・声等も常人と変わった有様で、「もの

のけ」のため狂気のようになったと記されているが、この状況は『栄花物語』の著者が実際に見聞したものでないことは明らかで、天皇幼時の実態とは言えない。仮にこの状況が事実であったとしても、これだけで狂気の状況とは言い得ないであろう。

また、「ひかげのかづら」の巻は、冷泉院が重態の中で大声で歌をうたい、道長はこれを眼前に見たと記している。『御堂関白記』は、道長が院の病気見舞に参上したのは寛弘八年（一〇一一）十月十九日のこととしている。すなわち同記、同日の条には、

冷泉院へ参る。御悩甚重し。然りといえども日来労事有りて退出、内召有るに依り悉を相扶して参入す。

と記しているが、『権記《ごんき》』（藤原行成の日記）の寛弘八年十月九日条をみると、

参内。亦院、左府に詣でる。左府仰せられて云う。冷泉院上皇去月朔より赤痢を煩い給う。此月に入りて後沈臥せらる。御膳を供すること無し。甚危急也。亦月来御顱頷殊に甚し。而して此一両日御面、手足腫れ給うと云云。

と、冷泉院が九月はじめ頃より赤痢にかかり、十月には食事もまったく通らず、憔悴甚だしく、顔や手足に浮腫が起こり、病状は極めて危篤の状況にあったことを記している。とすれば、道長の参上した十月十九日は、上皇の病状がどのようであったかを推察することができよう。つまり上皇はその後五日を経た十月二十四日に崩御されており、このように飲食も通らず、顔や手足の腫れた、極めて重

篤な病状の中で、院が突如として大声をあげ、歌をうたわれるごときことは、まず有り得ないと考えられるのである。

とすれば、『栄花物語』に記された上皇の記事のみをもってしては、上皇が狂人であったという実証にはなりえないであろう。

『大鏡』の上皇の神楽歌についても、著者が見たわけでなく伝説に基づいて記されたものであり、前述『栄花物語』に記された病中の放歌と同様のもので、むしろこのような話が伝えられたのは、前記『清慎公記』に記されたことが、巷間の話題となり、それが敷衍され誇張されて、このような記事となったものと考えるべきではなかろうか。

また、『清慎公記』に記された記事にしても、実頼の言わんとするところは、実頼を無視して伊尹が勝手な行動を行なったことに対する怒りであって、みずから揚名《ようめい》関白と自嘲してはいても、外戚の権を持たない関白である実頼が、天皇の行動に対し批判的になるのもまた当然であろう。したがって僅か十八歳の天皇が高声で歌を歌ったからといっても、このことだけで天皇を狂乱ときめつけるのは、いささか早計のそしりを免れないものである。あるいは、天皇の側近に奉仕した実頼は、天皇の異常な行動を知っており、したがって天皇が大声で歌を歌ったことについて、その現われであるとしたのかもしれないが、実頼の日記に明記されない限り、これを推測することは不可能である。

また元亨四年（一三二四）具注暦の裏面に記された記事も、はたして当時の行動を如実に記したものか、それとも巷間に伝えられた話題を聞書きしたものかも明らかではない。殊に天皇が玉茎の図を画いたという記述があるが、当時の天皇の年齢を考えてみるに、崩御の年より逆算すれば天皇の生年は天暦四年（九五〇）と推定され、したがってこの図を画いたのが天暦最後の年としても、わずかに七、八歳の頃ということになる。このような幼児がみずから陰茎の図など画くはずがなく、誰かの教えによるものか、あるいはそのような図をみて、まねたものと考えねばならない。したがってこのような図を描いたからといって、天皇を狂人と考えることの当を得ないことは言うまでもないことである。

また、天皇が老後、白髪の髻をきり、着物の裾をまくって泥土の踏板を渡り、やがて平伏されたという河内守重通の話は、『続古事談』にも同様のことが記されている。おそらく、このような話が鎌倉時代まで語り伝えられ、『続古事談』の記事となったものであろうが、冷泉院崩御より鎌倉初期までには一世紀以上のへだたりがあり、民間の伝承とすれば、余りにも真実性に乏しい。前述、元亨四年具注暦裏書が当時の記録であったとしても、必ずしも真実を伝えたものかどうかには疑問があろう。

また、『江談抄』は天皇が御璽の結緒を開かれたと記しているが、同様のことが『続古事談』にも記され、後者の場合、御璽の筥《はこ》を開けられたところ、たちまち白煙があがったとしている。兼家は天皇をして譲位せしめ、やがて外戚の権を握らんと画策している張本人であり、兼家の言をどこまで実事として取り上ぐべきかは考慮の余地があろう。

また、冷泉院が左大臣道長の邸を脂燭をもって焼かんとし、「富大王何不亦作乎」と言われたという記事については、脂燭をもって家を焼くということは常規を逸した行動ではあるが、天皇が果してこのようなことをされようとしたか否かは明らかでないし、むしろ「富大王云々」と言われたということをもって、当時の道長の専横の真相を知るべき記事とした方が妥当ではないかと思われる。

また同具注暦裏書には「雖㆓狂給㆒、有㆓復尋常時㆒」と記され、『栄花物語』にも「ともすれば御心地あやまりしけり」とあって、天皇は常時狂態であったと言うのではなく、平常であられたこともあることがうかがわれる。

『栄花物語』正編は、松村博司博士（『栄花物語の研究』）によれば、作者は赤染衛門としても年齢上不可は認められず、その著作時期は長元二年（一〇二九）より数年の間であろうとされている。赤染衛門は、後朱雀天皇長久二年（一〇四一）には、八十五、六歳と推定されている。したがって『栄花物語』の記述された頃は、七十二、三歳から七十七、八歳の老年であり、冷泉天皇の譲位の頃には十二、三歳であったと推定される。このようにみると、天皇の東宮時代より御在位中における病状は、衛門が直接見聞したものではなく、世の語り伝えを基として記述したものであり、はたして真実の姿をそのままうつしたものかどうかは疑問である。『大鏡』をはじめその他多くの書の記述もまったく同様で、記述をそのまま事実とすることには、なお考慮の余地があると言わねばならない。

天皇の東宮時代の病状について、『村上天皇御記』には、ほとんど触れられていない。ただ、同記、康保四年（九六七）三月一日条に、春宮大夫藤原朝臣、兼家朝臣に東宮の煩う所を申さる。猶平復せず。

とあり、ついで四月八日条にも、

右大将斉光申されて云う、東宮猶尋常に非ずと。

と、東宮(冷泉天皇)がわずらわれたことを記しているのであるが、これがいかなる症状であったかまでは明らかでない。かくてこの年の五月二十五日、村上天皇は崩ぜられ、冷泉天皇が即位されたのである。

天皇即位後、康保四年八月十一日には、天皇御不予のため、五壇御修法《みしほ》を修せられ、さらに『小右記』の八月十九日条によれば、八月十五日、天皇御悩のため官奏を御覧なくて、摂政大臣をしてこれを見せしめるよう奏聞したと伊尹が語ったと言われている。ついで十月十一日には、即位の式を挙げられたものの、天皇御不予のため、大極殿では行われずに紫宸殿で行われたということが、『日本紀略』『古事談』等に記されている。天皇は康保四年三月頃から御不例となられ、この病気がおそらく十月即位の式を挙げられる頃まで続いたものと想像されるが、この病気がどのようなものであったかは明らかでない。

前述『清慎公記』は、この年七月二十二日の天皇の行動を記したものである。したがって解釈によっては、天皇は三月頃から異常行動をとるような異常性格になられ、天皇の御悩は精神病的なものであったかもしれないとも言い得る。しかしまた一面から言えば、天皇御不予説と七月二十二日の天皇の行動とは、まったく別個のものであったとも言える。このほか、天皇在位中の御不予に関する記事は、安和元年（九六八）六月五日、天皇御不予のため太政大臣をして官奏を覧せしめられ、ついで六月十四日にも同様のことがあったことが、『日本紀略』に記されている。

ついで翌安和二年三月にも、『栄花物語』は、

　みかど御ものゝけいとおどろ〱しうおはしませば、さるべき殿上人・殿ばら、たゆまず夜昼候ひ給ふ。

と記し、『愚管抄』には、

　三月ノコロ、コノ左大臣高明謀反ノ心アリテ、ムコノ為平ヲトヲモヒケルナルベシ。冷泉院ホドナク御物怪ニテ御薬シゲケレバ、何トナクタヂロキケルコロニヤ。

と、天皇が「もののけ」に苦しまれたことを記しているが、具体的な状況は明らかでない。ついで八月七日の『西宮記』は、天皇不予の間左大臣をして官奏を覧るよう御沙汰があったと記し、さらに同月十三日、天皇譲位の旨を『日本紀略』が記している。

言うまでもなく、安和二年は左大臣源高明が謀反の心ありとして罰せられ、三月二十六日大宰権帥に左遷された年であり、天皇の譲位は果して天皇不予によるものなのか、あるいは藤原氏の謀略によるものなのか、疑問を持たざるをえない。

略系図3（数字は死亡年齢）

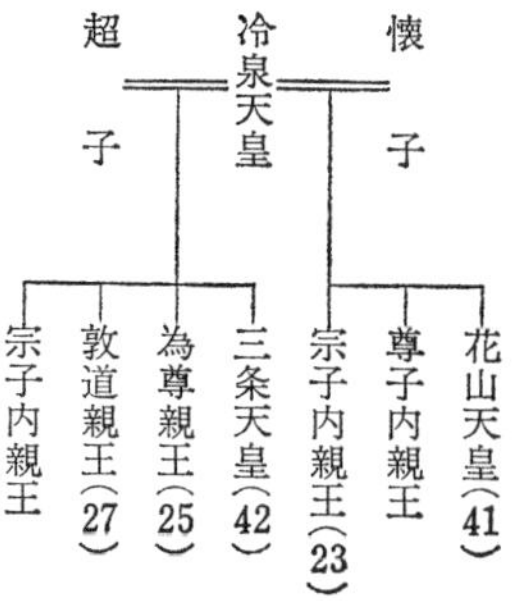

冷泉天皇にははじめ皇子がなかったが、師輔の長子伊尹の娘懐子が女御となり、その間に安和元年十月、第一皇子師貞親王が誕生された。また、その誕生前に、伊尹の弟兼家もその娘超子を入れていたので、伊尹は師貞親王の立太子を急ぎ、このため冷泉天皇は在位僅か二年余で譲位し、安和二年八月皇太弟守平親王が践祚《せんそ》されて、円融天皇となり、同時に師貞親王が皇太子と定められたと藤木邦彦氏（『日本全史』3）が述べている如く、冷泉天皇譲位は天皇御病のためと言うより、むしろ伊尹が自分の娘の生んだ師貞親王（花山天皇）を早く皇位につけ、みずから外戚の権を握ろうとした術策のためであると想像せざるを得ない。

しかるに、安和の変の主謀者と言われた伊尹の叔父、左大臣師尹《もろただ》は、この年十月に死亡し、ついで摂政実頼も天禄元年（九七〇）五月、七十一歳で死亡したため、伊尹は代って摂政となり、天禄二年十一月には、太政大臣となり、得意の絶頂にあったが、豪奢な生活を好み、ために糖尿病にかかって、かねて念願の師貞親王を皇位につけ外戚の権を握るという望みも空しく、天禄三年十一月、四十九歳の若さで死亡するに至ったのである。このように冷泉天皇譲位の原因は、天皇の病気のためというのではなく、藤原氏の内訌《ないこう》の結果であり、伊尹の術策のためであったと考えざるをえない。

藤原氏内訌の犠牲者は、こうしていずれも時の天皇でありながら摂政・関白による外戚の庇護を受け得なかった天皇であり、殊に花山天皇・三条天皇はその好例であると言えよう。

伊尹の死後、弟の兼通・兼家は互いに政権を争い、兼通の死後は兼家が摂政となって勢力を振った。

円融天皇は兼家の娘詮子との間に天元三年（九八〇）懐仁親王をもうけられたが、天皇は頼忠の娘遵子を中宮に立てられたために、兼家の不満に抗しきれず、ついに師貞親王に位を譲られ、懐仁親王を皇太子とされたのであった。しかし花山天皇は前述の如く、伊尹の娘懐子の子であり、懐仁親王を早く皇位につけ外戚の権を握らんとする兼家にとっては、好ましからざる天皇であった。そのため天皇は兼家の策謀に乗せられ、ついに十九歳の若さをもって譲位され、ここに兼家待望の一条天皇が践祚されるに至ったことは史書にも明らかなことである。

かくて兼家は、娘超子の生んだ居貞親王（三条天皇）を皇太子に立て、わが世の春を誇ったのであるが、正暦元年（九九〇）七月、ついに六十二歳をもって死去し、生前に三条天皇の即位をみることはできなかった。

このように、冷泉・花山・三条の天皇は、いずれも藤原氏内訌の犠牲者でありながら、後世あるいは狂人と言われ、あるいは眼疾のため不幸の生涯を送られたのである。こうした不遇の原因は、つまりはいずれも藤原氏の権力争奪の結果にあるということが言えるであろう。

さて冷泉天皇退位後の消息は明らかでなく、その後の異常行動と目されるものは、『大鏡』に記された、寛弘三年（一〇〇六）十月五日、南院焼失の折、上皇が火事を見て神楽歌を歌われたことで、この時上皇は五十七歳であった。ついで上皇が病床において大声をあげて歌をうたわれたという『栄花物語』の記事は、上皇六十二歳の時である。元亨四年具注暦裏書に記された河内守重通の話は、院が白髪の翁であったというだけで、その時期を推定することはできない。
天皇の病状、殊に狂態と思われるものの記載は、天皇譲位の年の二十歳までのことと、上皇晩年の五十七歳以後の記載のみで、その間三十年にわたる上皇の消息はまったく明らかにされていない。しかも前述の如き上皇の行動を記載するものは、いずれも数十年乃至一世紀を経過した後に書かれたもので、はたしてこれらを実事とすべきや否やに問題があろう。殊にこの時代は、藤原氏が外戚の権を握るためには罪なき人を敢えて罪におとし入れ、あるいは兄弟互いに反目し、中傷讒誣をも敢えていとわず、また天皇に対しても譲位をせまるなど、藤原氏専横の振舞の大きかった時代である。このため天皇の些細な行動を「もののけ」の故とし、さらにこれが誇大に宣伝され、人の口の端にのぼるようになり、やがて「物狂いの天皇」と烙印《らくいん》をおされるようになったとも考えられるであろう。したがって果して天皇が精神異常者であったかどうかは、軽々に論ずることはできない。
しかし、もしも前述の如き天皇の行動がすべて事実であったとした時、天皇の病状をいかに考えるべきであろうか。今井源衛氏（『花山院の生涯』）は、
冷泉院は少年時代から六十歳を超えた晩年に至るまで、病勢緩解の時を交えながらも、終始相当に重い精神病を患っていたことが明らかであるが、その病症は、白衣のまゝ理由もなく巷中を彷徨したりしたこと、あるいは第三者の「御もののけいとおどろ〳〵しくおはしませば」とか、「例の御心は少くて、あさましくてのみすぐさせたまふ」と言う言を参考にすれば、必ずや精神

分裂病による人格喪失あるいは崩壊の現象と判断して差支えあるまい。と、天皇が精神分裂症にかかっておられたと記している。前述の如く、諸書に記された天皇の行動を、おそらく実事とみて判断されたものと思われる。

はたして天皇の狂態が実事なりや否やの詮議を一応止め、これらがすべて実事とした時、天皇の異常行動は二十歳ころまでと、五十七歳以後の二期に分かつことができる。まず、第一期のうち、『栄花物語』に記すごとく、きわめて小さかった時から、顔、形、声等が常人と異なっていたこと、七、八歳のころ天皇への消息に男子の性器を画いたり、清涼殿の屋根に上って坐御したり、足に怪我をしながらも梁の上に鞠をとめようと熱中したこと、また、即位して間もなく高声で歌を歌ったこと、天皇の御璽の筥を開けようとしたこと、道長の邸宅を脂燭をもって焼こうとしたことなどがあげられる。確かに常軌を逸した行動の連続であり、これらは早発性自閉症《じへいしょう》に基づく精神分裂症の症状とも考えられるであろう。

また、五十歳以後の天皇の行動は、天皇が髪をふり乱して宮廷を出、泥土の中に平伏したり、宮殿が火事に遇って命からがら脱出しながら、火事の火を燎火とみて神楽歌を歌ったり、全身浮腫を帯び命旦夕にせまりながら、大声をあげて歌を歌ったりしたことが記されているが、これらも異常な行動であることは間違いない。

したがって、各書に記された天皇の異常行動を実事とすれば、一応、天皇には幼時より早発性自閉性の症状があり、やがてこれを基とする症候性精神病にかかっていたものと想像される。勿論、表面に現われた区々たる行動のみをもって精神病と判定することがいかに危険であり、無理なことであるかは言うまでもない。殊に天皇の如く、二十歳より約三十年にわたる間の行動が明らかでなく、ただ少年期と老後のみの行動より、その病症を判定することの正しからざる事は言うまでもなかろう。はたして天皇が精神異常者であったのか否かは、今後なお慎重に検討すべき必要があるのではなかろうか。

2　円融天皇

天皇の御病については、在位中天元五年（九八二）二月四日、足疾のため御卜、御祈等が行われているが、この病気がいかなるものであったかは明らかでない。ついで永観二年（九八四）十月九日、歯疾に悩まれ加持を受けられたことがある。このほかには、とくに病気についての記載は残されていない。

寛和元年（九八五）二十七歳のとき病気にかかり、同年八月二十九日には、かねての念願通り出家されたが、同年九月八日（『小右記』）には、「今日発御例の如し。僧等調伏し奉る」と記され、さらに同十四日条には、「阿闍梨明肇今日より院の御修法に奉仕す」とあり、おそらく院には、瘧病（マラリヤ）に悩まれ、前記九月八日は熱発日に当っていたのであろう。その後病気に悩まれることはなかったが、

三十二歳のとき、正暦元年（九九〇）十一月頃より病気にかかられたようである。『小右記』正暦元年十二月十六日条には、

去月より心神例ならず、飲食受け難く菓子も見難し者《ていり》。

と記し、ついで同月二十六日条には、

早朝参院、御悩猶重し。（中略）今日より三箇月を限り、興福寺僧七口を以て春日御社に仁王経百部を転読せしらめる。

とあり、さらに同月二十九日条には、

未時許参院。御薬未だ減ぜられ給わず。戌時許大僧正房に移御。按察大納言、余候す矣。

と記している。

院には十一月頃から病気にかかられ、飲食も受けつけず、果物すらも欲せられず、病状はだんだん重態となり、同月二十九日には寛朝大僧正の房に移御された。大納言藤原朝光と藤原実資がお伴に伺候した。その後の院の病状は『小右記』の記事脱落のため明らかでないが、『小右記』目録には、

正暦二年正月廿六日、円融院御薬に依り、行幸申さるる由の事。同月廿七日、円融院御薬に依り、重ねて行幸申さるる由の事。

と、一条天皇が円融院の御病状重篤のため、見舞に行幸されたことを記している。かくて、院には正暦二年二月十二日、三十三歳をもって崩ぜられた。院崩御のことは、『日本紀略』正暦二年二月条に

は、

十二日、癸丑。円融寺法皇不予に依り天下に大赦す。(中略)今日法皇崩。年卅三 逃位の後八年。

と記している。

円融天皇の病が何であったかは明らかでないが、先年十一月頃より飲食を受けつけず、果物さえも通らなかったとすれば、あるいは胃疾患、推測をたくましくすれば、胃癌の如きものではなかったかと思われる。

それにしても天皇譲位の原因は、前項にも述べた如く、摂政頼忠の娘遵子と兼家の娘詮子とが相ついで女御となり、詮子は天元三年(九八〇)懐仁親王(一条天皇)を生んだが、遵子には子がなかった。しかるに天皇は、頼忠のために遵子を中宮とされたため、兼家はこれを不満として出仕せず、天皇は兼家を憚って止むなく譲位を決意され、師貞親王(花山天皇)践祚とともに懐仁親王が五歳で皇太子になられた、と藤木氏は説いている(『日本全史』3)。このように円融天皇の譲位もまた兼家の圧力にもとづくことは言うまでもない。

3 花山天皇

冷泉天皇の皇子、花山天皇もまた狂気の天皇と言われ、諸書に天皇の奇行あるいは狂態とみられる行動が、いろいろと記されている。これらを拾録すると、

(一)『古事談』一に、

花山院御即位の日、馬内侍を褰帳《けんちょう》命婦と為し進参の間、天皇高御座の内に引き入れ給い、忽ち以て配偶すと云々。

と、天皇の狂態を記している。

(二)　同じく『古事談』六に、

花山院在位御比、令レ病二頭風一給、有二雨気一之比ハ、殊発動為方ヲ不二知給一、種々医療更無レ験云々。爰晴明朝臣申云、前生ハ无レ止行者ニテ御坐ケリ。於二大峯某宿一入滅、答二前生之行徳一、雖レ生二天子之身一、前生之髑髏、巌介ニ落ハサマリテ候ガ、雨気ニハ巌フトル物ニテ、ツメ候之間、今生如レ此令レ痛給也。仍於二御療治一者、不レ可レ叶、御首ヲ取出テ被レ置二広所一者、定令二平癒一給歟トテ、シカぐノ谷底ニトヲシヘテ、遣レ人被レ見之処、申状无二相違一、被レ取二出首一後御頭風永平愈給云々。

(三)『今昔物語』二十八に、

今ハ昔、銀ノ鍛冶ニ□ノ延正ト云フ者有ケリ、(中略)庁ニ大キナル壺ノ有ケルニ、水ヲ一物入レテ、其レニ延正ヲ入レテ、頸許ヲ指出シテ被レ置タリケリ。十一月ノ事ナレバ、篩ヒ迷フ事无レ限シ。漸ク夜深更ル程ニ、延正ガ音《コエ》ノ有ル限リ挙テ叫ブ、(中略)院聞シ食テ、「此奴、痛ウ申シタリ。物云ヒニコソ有ケレ」ト被レ仰テ、忽ニ召出シテ、禄ヲ給テ被レ免ニケリ。

㈣　同じく同書二十八に、

今ハ昔、東ノ人否不知ズシテ、花山院ノ御門ヲ、馬ニ乗乍ラ渡ニケリ。(中略)院此レヲ聞食テ嗔《いか》ラセ給テ、「何《い》カデ我門ヲバ馬ニ乗テ可渡キゾ。其奴乗セ乍ラ南面ニ将《いて》参レ」ト仰セ給ケレバ、(中略)院ハ寝殿ノ南面ノ御簾ノ内ニテ御覧ジケルニ、年卅余許ノ男ノ(中略)顔現ニ吉キ者ト見エテ、魂アラムト思ユ。(中略)院馬ノ極《イミジ》ク翔《ふる》マフヲ御覧ジテ感ゼサセ給テ、(中略)然ル程ニ、男庭ヲ打廻テ中門ニ馬ヲ押充テ、搔□テ馬ヲ出セバ、馬飛ブガ如クニテ走リ出ヅ。(中略)院ハ、「此奴ハ極カリケル盗人カナ」ト被仰テ、強ニモ腹立セ不給ズ成ニケレバ、彼尋ル事モ无クテ止ニケリ。

㈤　『江談抄』第三に、

花山院御轅《ながえ》に犬を乗せ町を馳ける事

㈥　『大鏡』伊尹の項に、

(1)みかどむまをいみじうけうぜさせたまひければ、(中略)はては、のらんとさへせさせたまふに、すべきかたもなくてさぶらひあひたまへるほどに、さるべきにや侍けん、入道中納言さしいでたまへりけるに、みかど、御おもていとあかくならせ給て、ずちなげにおぼしめしたり。中納言もいとあさましうみたてまつりたまへど、人〳〵のみるにせいし申さむも、なか〳〵にみぐるしければ、もてはやしけうじ申たまふやうにもてなしつゝ、みづから、したがさねのしりはさみて、のりたまひぬ。さばかりせばきつぼにおりまはし、おもしろくあげ給へば、御けしきなおりて、

「あしきことにはなかりけり」とおぼしめして、いみじうけうぜさせ給けるを、(中略)これならず、ひたぶるにいろにはいたくもみえず、たゞ御本性のけしからぬさまにもみえさせたまへば、いと大事にぞ。されば源民部卿(俊賢)は、「冷泉院のくるひよりは、花山院のくるひはずちなきものなれ」と申たまひければ、入道殿(道長)は、「いと不便なることをも申さるゝかな」とおほせられながら、いといみじうわらはせ給けり。

(2)なかにも、冷泉院の、南の院におはしましゝとき、焼亡ありしよ、(中略)御おやの院は、御くるまにて二条町尻のつじにたゝせたまへり。この院は、御むまにて、いたゞき鏡にいれたるかさ頭光にたてまつりて、「いづくにかおほしますくく」と、御てづから人ごとにたづね申させたまへば、そこくになんときかせ給て、おはしましどころへちかくおりさせ給ぬ。御むまのむちかいなにいれて、御くるまのまへに、御そでうちあはせて、いみじうつきぐしうゐさせ給へりしは、さる事やは侍しとよ。それに又、冷泉院の、御くるまのうちより、たかやかに神楽うたをうたはせたまひしは、(下略)

(3)花山院の、ひとゝせ、まつりのかへさ御覧ぜし御ありさまは、たれもみたてまつりたまふけんな。(中略)いみじき一のものども、高帽頼勢をはじめとして、御くるまのしりにおほくうちむれまいりしけしきども、いへばをろかなり。なによりも、御ずゞのいと興ありしなり。ちゐさき甘子をおほかたのたまにはつらぬかせ給て、だつまには大甘子をしたる御ずゞ、いとながく御さしぬきにぐしていださせたまへりしは、さるみものやはさぶらひしな。（中略）さて検非違使つきやいといみじうからうせめられ給て、太上天皇の御なはくたさせたまひてき。かゝればこそ、民部卿殿の御いひごとは、げにこそおぼゆれ。

等のことが記されている。さて、これらのことを、われわれはどこまで実事として考えるべきであろうか。

まず、前項㈠の即位式の出来事に関しては、当日、即位式に参列した藤原実資の日記、『小右記』永観二年（九八四）十月十日条に、

褰帳二人起座、東西階《きざはし》に登る。褰帷女蔵人四人□御帳内、左右に相分れ助けて御帳帷を褰《かか》ぐ。八針糸結閇、帳を褰げて復座す。翳を執る女儒本座に還る。頃之《しばらくして》執伏。頗遅引歟

と記し、このような事件にはまったく触れていない。言うまでもなく、『古事談』は鎌倉初期に編纂されたもので、その間一世紀を経ている。おそらく、天皇狂気を前提とし、『小右記』に「頗遅引歟」とあるのを悪推量して、このような噂話がまことしやかに伝えられ、それが『古事談』の記事になったものであろうと推量される。また、『小右記』同日条に、天皇が気がのぼせて王冠を脱がれたことが記されている。儀式典礼を第一とする当時、このようなことは一大事であり、これをもって天皇狂態の一と考える向もある。しかし、十七歳の青年天子とすれば、必ずしも儀礼にこだわることもなかったであろうし、また、『今昔物語』に言う如き頭痛の持病があったかもしれない。それを、ただ突

飛な行動に出られたのは狂気の沙汰とし、このため天皇を狂人とする理由の一とすることは、いささか早計のそしりを免れないであろう。

『今昔物語』『江談抄』に記された、前掲、(一)・(三)・(四)・(五)の事件は、天皇の潤達さ、陽気さを物語るものであるが、当時の宮廷・貴族の慣習よりみれば、異常な行動としか見えなかったのであろう。『大鏡』に記された事柄も、天皇の明るさ、陽気さを物語るものであろう。

天皇が馬を好まれたことは、『小右記』にもしばしば「御覧御馬」と記されていることによっても知り得る。したがって天皇がみずから下襲のはしを尻にはさみ、乗馬を行われたからとて、これを狂態とは言い得ないであろう。しかし当時の人々からすれば、天皇がこのようなことを行うことは、一種の異常行動と考え、天皇の狂態として驚いたことであろう。

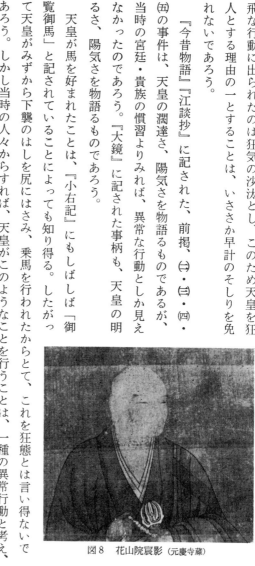

図8 花山院宸影（元慶寺蔵）

また、寛弘三年(一〇〇六)十月五日夜、冷泉院御所南院が焼亡したとき、天皇が頂に鏡をいれた笠をかぶられ、父冷泉院を捜し求めて、漸く見つけ、院の御車の前にお袖をかき合せ、ひざまづかれた。この時冷泉院が神楽歌をうたわれ、親子ともども狂気の人と人々から笑われたと言う。この事も果し

て実事なりや否やは明らかでない。『御堂関白記』寛弘三年十月五日条には、

亥時許未申方に火見ゆ。冷泉院御在所南院なり。馳参ず。東三条御西門、即東対御装束御座す。夜深還出す。華山院参り給う。諸卿皆以て参入す。

とあり、冷泉上皇は難を道長の東三条第に避けられ、花山法皇もまた、そこに参られたと記している。したがって『大鏡』の記事をそのまま信じ得るや否や疑問があろう。

また、賀茂祭の日に花山院の従者数十人が道長第《てい》から還ろうとした公任《きんとう》・斉信《ただのぶ》の車に乱暴を働いたことがあったが（『小右記』長徳三年〈九九七〉四月十六日条）、花山院には、翌日、そんな事を少しも心にかけず、高帽をかぶった頼勢以下屈強の者を従え、小さな柑子をつなぎ、とめに大きな柑子を使って珠数をつくり、これを指貫《さしぬき》にそえて車の外に出され、物見車を乗り出された。そこへ検非違使の役人どもが現われ、昨日の下手人を逮捕しにかかったので、院もほうほうの態で帰られたと言うのである。『大鏡』は、この事件で花山院は上皇の名を汚がされたと言い、民部卿源俊賢が、「冷泉院のくるひよりは、花山院のくるひはずちなきものなれ」と言った言葉通りであると述べている。このこともまた、天皇狂態の一として取り上げられているが、このような天皇の性格は、天皇の陽気さ、物おじしない性格の一面であり、必ずしも狂態とは言い得ないであろう。

このように、天皇の狂態として諸書に記された行動が、はたして実事なりや否やに問題があろう。『大鏡』の作製時期は明らかでないが、少なくとも花山院の時代より一世紀をへだてたものであろう

略系図4（数字は死亡年齢）

花山天皇
- ○平祐忠女平子
  - 昭登親王（38）
  - 皇女
- ○平祐之女
  - 清仁親王
  - 皇女
- ○母不詳
  - 僧深覚（48）
  - 僧覚源

と想像される。したがって、このような後世に書かれた記事をそのまま実事とすることは、いささか躊躇せざるを得ない。

仮りに、以上の事柄が実事であり、天皇が『大鏡』に記された如く「内をとりの外めでた」であり、「冷泉院のくるひよりは、花山院のくるひはずちなきものなれ」と言われた人であったとしても、はたしてこれを狂気の行動と言い、天皇が精神病者であったと言い得るであろうか。殊に、『大鏡』が「内をとり」と言い、あるいは「ずちなきもの」と記しているのは、当時の人々すら天皇を狂気の人と決め得ず、このような言葉によって断定をさけたものとも考えられるであろう。

また、天皇は、極めて色好みの人と言われている。『栄花物語』は、『御年などもおとなびさせ給ひ、御心掟もいみじう色におはしまし」と次々と多くの女性を召され、しかもその御寵愛が、常軌を逸した不公平なものであり、かつて殊寵を得ていた朝光の娘姚子《ようし》も一ヵ月余りでまったく顧みられぬようになった。また為光の娘忯子《きし》を女御に入れ、人の驚くような御寵愛をされ、忯子が妊娠して退下するや、彼女を見舞うために真夜中をもかまわず使いを出し、その使いの出発が少しでも遅れると、殿上出仕の札を除いたり、勅勘を蒙るようなこともあり、若い貴族はその劇務に耐えがたいことと思うほどであったと言われている。

しかし、天皇の色好みに関する『栄花物語』の記事は、世の出来事はすべて過不足のない中庸を尊ぶことを本分とする作者が、村上天皇は多くの女御や更衣のような女性に対し、それぞれ彼女らを知足せしめ、円満に安泰にもてなされたことと比較して、花山天皇の破格な行動を批難したものと言われている。

天皇が在位中召された女性は、藤原頼忠女諟子《しし》・為平親王女婉子《えんし》・藤原朝光女姚子、藤原為光女忯子らであり、このほか、若狭守平裕之女、同裕忠女らがあげられ、必ずしも多かったとは言えない。ただ天皇の色好みとして非難の点があるとすれば、天皇の愛情が前述の如く多くの女性を円満に安泰にもてなされず、溺愛されるかと思えば、顧みられないようになるというような、気まぐれ的なことがあった点であろう。さらに天皇が院に仕える若狭守女、母子を同時に御寵愛になったことであろうが、これとても、当時必ずしも、このようなことが無かったとは言い得ない。このように、天皇を色好みとして『栄花物語』が述べていることをもって、ただちに天皇の性格に異常性があるが故と考えることは、必ずしも妥当とは言い得ないであろう。

天皇が最も寵愛されていた忯子が、妊娠七ヵ月の身で、ついに寛和元年（九八五）七月十八日死亡された。天皇は、このため世をはかなみ、ついに出家を決意され、やがて退位されたと言われ、これをもって天皇の性格の弱さ、と言うより、そこに天皇の性格に異常性があるごとく考えられるが、天皇の出家・退位が天皇御自身の意志と言うより、むしろ兼家の女詮子の子懐仁親王を皇位につけんとする兼家一族の策謀の結果であることは言うまでもない。

天皇は、退位後もっぱら仏道に精進され、比叡山、熊野等を巡歴になり、寛弘五年(一〇〇八)二月八日、疱瘡にかかり、ついに崩御された。『栄花物語』「はつはな」の巻は、この有様を、

かゝる程に二月になりて、花山院のいみじうわずらはせ給。いみじうあはれいかにときゝ奉る程に、御瘡の熱せさせ給なりけり。あはれに限と見ゆる御心地を、医師など頼み少く聞えさす。この女腹・親腹に、あまたの御子達おはするに、(中略)「われ死ぬるものならば、まづこの女宮達をなん、忌のうちに皆とり持て行くべき」といふ事をのみ宣はせければ、(中略)かゝる程に、院の御心地不覚になりて、二月八日うせ給ぬ。御年四十一にぞおはしましける。

と記している。

前述のごとく『古事談』『今昔物語』『大鏡』等には、花山天皇の常軌を逸せられたごとき数々の行

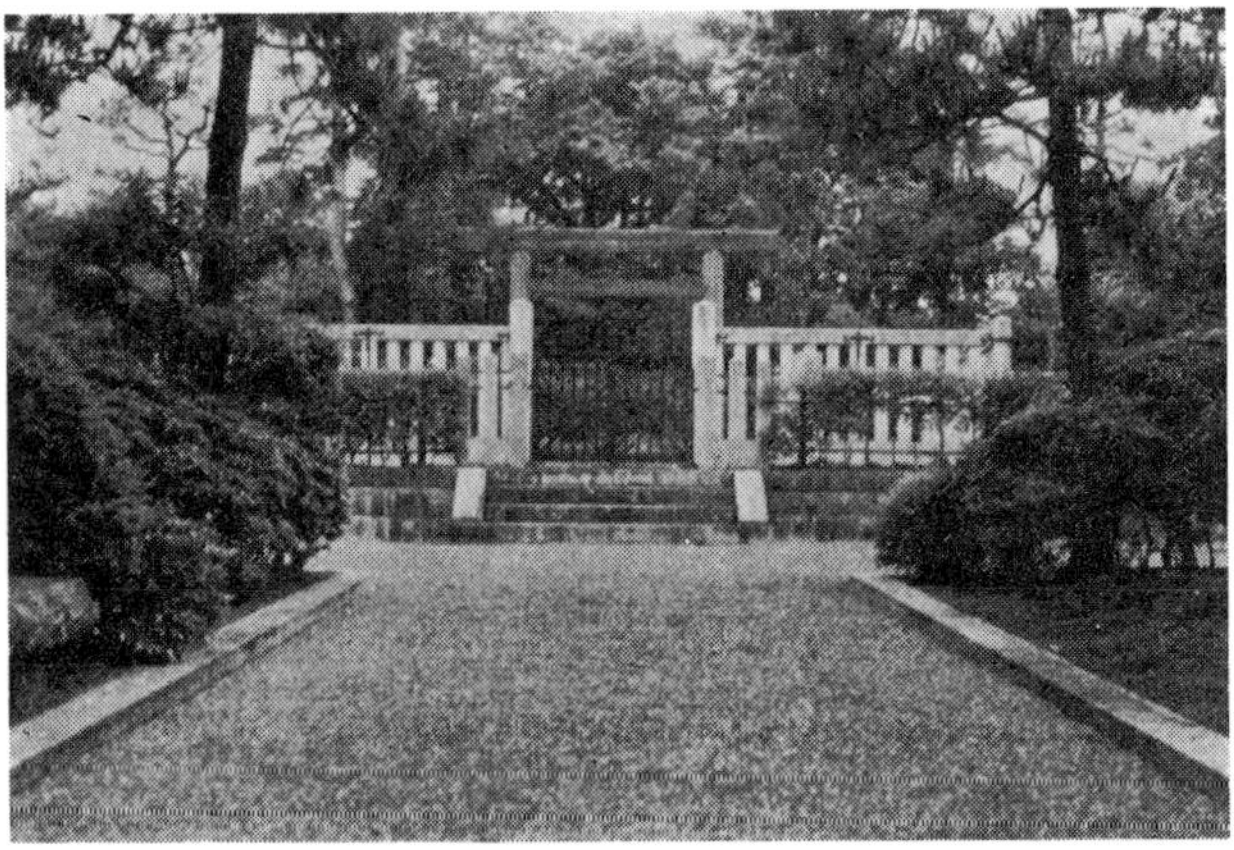

花山天皇陵(宮内庁)

動を記し、殊に『大鏡』は、これを天皇の生まれながらの本質と、天皇を狂人扱いにしている。しかるに、同書伊尹の項には、

この花山院は、風流者にさへおはしましけるこそ。御所つくらせたまへりしさまなどよ。（寝殿・対・渡殿などは、つくりあひ、檜皮ふきあわする事も、この院のしいでさせ給へる也、下略）御車やどりには、いたじきをおくにはたかく、はしはさがりて、おほきなるつまどをせさせ給へる。ゆへは、御くるまの装束をさながらたてさせたまひて、をのづからとみのことのおりに、とりあへずとをひらかば、からくと、人もてもふれぬさきにさしいださんがれうと、おもしろくおぼしめしよりたる事ぞかし。

と、天皇が家の造作などについても、いろいろ考案をめぐらされ、意匠事に堪能であられたことを記している。また、

「さくらのはなは優なるに、えだざしのこはぐしく、もとのやうなどもにくし。こずゑばかりをみるなんおかしき」とて、中門よりとにうへさせ給へる、なによりもいみじくおぼしよりたりと、人は感申き。又、なでしこのたねをついひぢのうへにまかせたまひければ、思がけぬ四方に、いろくのからにしきをひきかけたるやうに、さきたりしなどをみたまへしは、いかにめでたく侍しかは。

と、桜の花は綺麗であるが、枝ぶりがごつごつして、幹の恰好も悪いので中門の外に植えよと仰せら

れ、また、なでしこの種子を塀の上に蒔き、とりどりの花の咲くのを喜ばれたりするなど、天皇の草木に対する観賞の深さを記している。また、

さすがに、あそばしたる和歌は、いづれも人のくちにのらぬなく、優にこそうけたまはれな。(中略)あて又、冷泉院に笋たてまつらせたまへるおりは、

よのなかにふるかひもなきたけのこは

我へんとしをたてまつるなり

御かへし

としへぬるたけのよはひをかへしても

このよをながくなさんとぞおもふ

かたじけなくおほせられたり、と御集に侍こそ、あはれに候へ

と、天皇が和歌にすぐれておられ、さらに父冷泉天皇の齢の長からんことを祈念されていることを記している。天皇が和歌にすぐれておられたことは、天皇の御歌が『後拾遺集』以下勅選和歌集に七十首も収載されていることによっても知り得る。

さらにまた、

あて、御ゐあそばしたりし、興あり。さは、はしりぐるまのわには、うすゞみにぬらせたまひて、おほきさのほど、やなどのしるしには、すみをにほはせ給へりし、げにかくこそかくべかりけれ。

あまりにはしるくるまは、いつかはくろさのほどやはみえ侍る。又、笋のかはをおとこの、およびごとにいれて、めかゝうして、児をゝどせば、かほをあかめて、ゆゝしうをぢたるかた、又徳人・たよりなしのいへのうちの作法などかゝせたまへりしが、いづれも〳〵、さぞありけんとのみ、あさましうこそさぶらひしか。

と、天皇が絵画をよくされ、走る車の輪には淡墨を、また大きさや輻《や》などのしるしには、墨をぼかしたりなどされ、あるいは筍《たけのこ》の皮に指を入れお化けのように見せて、子供が気味悪げに見ている絵や、金持ちや貧乏人の生活の有様などを面白く画かれて、まことに感歎の至りにたえないと記している。

このように、『大鏡』は天皇が考案家であり、草木を愛され、和歌に秀で、しかも絵画に堪能であられたことを列挙している。これだけでも天皇がいかに芸術的才能の豊かな方であったかを知ることができよう。それだけに天皇の行動には、当時の宮廷・貴族の風習をふみはずしたものがなかったとは言い得ないであろう。こうした天皇の行動が、天皇を退位せしめてみずから外戚の権を握らんとする兼家の乗ずるところとなり、ことさらに誇大に強調され、やがて天皇の狂態として世に喧伝されたものと言うべきではなかろうか。少なくとも花山天皇の行動に関しては、前述の各項が実事なりや否やにも問題があろうが、よしんばこれを事実としても、これだけでは天皇を精神病者として取り扱うことには躊躇せざるを得ない。

今井源衛氏（『花山院の生涯』）は、花山院の奇行と称せられているものには冷泉院のごとき支離滅裂の人格喪失の現象が認められないとして、天皇を躁鬱病と診断してよかろうとしている。そして氏は、それらの記述がすべて、花山院時代より約一世紀以上を隔った平安末期以降の成立にかゝるものであることは厳重な検討を必要とさせる。（中略）江談抄・古事談・今昔物語などに伝えるものには、事実以上の修飾を感ぜしめるし、それを引く大鏡もまた必ずしも信用できぬのである。大鏡が花山院の狂気を冷泉院の狂気と別種のものと見ながら、なおひとしく狂人として取扱っているのは、右に述べた分裂症を躁鬱症との症状の相違があろうかもしれないが、これらの記録のどこまでが真実で、何処から先が虚構であるかは、証明不可能のことであるが、少なくとも右に述べた精神病者としての理解は、この点について考慮しながら慎重に受け入れられるべきであろう。

と述べている。確かに冷泉天皇の行動にしても、花山天皇の行動においても、どこまでが実事で、どこまでが虚構であるかを見きわめることは、きわめて困難であり、また単に行動のみをもって精神病と診定することの難しさは言うまでもなかろう。したがって花山天皇が果して今井氏の言うごとく躁鬱病患者であったのかどうかは、それぞれ見解の相違もあり、容易に断定することは難かしいと言うべきであろうが、私は花山天皇に関しては天皇が精神病者であったとは言い得ないものと考えている。

（附）永平親王

永平親王は、村上天皇の女御、右大臣藤原師尹の女芳子を母とする天皇の第八皇子である。『大鏡』「師尹」の巻に、

冷泉院の御母后うせ給てこそ、中〳〵こよなくおぼえおとりたまへりとは、きこえ給しか。「故宮のいみじうめざましくやすからぬものにおぼしたりしかば、思いづるに、いとおしく、くやしきなり」とぞおほせられける。この女御の御はらに、八宮とて男親王一人むまれたまへり。御皃などはきよげにおはしけれど、御心きはめたる白物《シレモノ》とぞきゝたてまつりし。よの中のかしこきみかどの御ためしに、もろこしには、「堯、舜のみかど」ゝ申、このくにゝは、「延喜・天暦」とこそは申めれ。延喜とは醍醐の先帝、天暦とは村上の先帝の御ことなり。そのみかどの御子、小一条の大臣の御まごにて、しかしれたまへりける、いと〳〵あやしきことなりかし。

と、八の宮、永平親王が生まれながらの白痴であったと記している。

『栄花物語』「月の宴」の巻にも、

かゝる程に、かの村上の先帝の御おとこ八宮、宣耀殿の女御の御腹の御子におはします。いとうつくしくおはしませど、怪しう御心ばへぞ心得ぬさまにおひ出で給める。

と、永平親王の痴者であったことの数々の挿話を述べている。たとえば、この宮がまだ小さかった時、済時（師尹の子、芳子の兄）の女娍子《じょうし》を異常なまでに執心されていたとか、十二歳のとき馬の稽古をされたが、馬の背にひれ伏してしまい、馬からおろすと、馬の毛を口一杯にふくんでおられたとかのことを

記している。また冷泉院の后がこの宮を養子とされたが、みたところいかにも可愛らしい姿であったので大変およろこびになった。ある時后が病気になられ、親王が見舞に参上された。その時、済時は宮に「御病気の由承り見舞に参上しました」と言う口上を教え、宮はその通りに后に申されたので、后も大変可愛く思われた。ところが、新年の拝賀のため参上された時も、宮は「御病気の由承り見舞に参上しました」と述べたので、傍の女房達は大笑いをしたと言うような、多くの奇妙な永平親王の行動を記している。

永平親王が果してそのようであったのかどうか、他に文献が存在しないので、これを明らかにすることは不可能である。もしこれが事実とすれば、永平親王も、一応自閉症性精神薄弱児であったと考えられる。

それにしても、『栄花物語』は、何故この永平親王の白痴ぶりをながながしく書きたてたのであろうか。同書、「日かげのかづら」の巻には、済時の女娍子が三条天皇の皇后となったことを記し、道長が娍子をほめるとともに、

「(前略)まづはこゝら多くおはする宮達の御中に、痴ものゝまじらぬにてきはめつかし。いみじき村上の先帝と申しゝかど、かの大将の妹の宣耀殿の女御の生み給へりし八宮こそは、世の痴れものゝいみじき例よ、それにこの宮達五六人おはするに、すべて痴れかたくなしきがなきなり」などこそは申させ給に、まいて世の人はきゝにくきまでぞ申しける。

と、村上天皇の女御宣耀殿芳子の生んだ八宮が痴《し》れものであったことを指摘し、皇后となった娍子にこのような痴者の居らないことを賞めている。娍子は芳子の兄済時の女で、長和元年(一〇一二)四月三条天皇の皇后となり、済時は道長のはからいによって贈太政大臣の宣旨を下された(『栄花物語』並びに『大鏡』による。『公卿補任』によれば贈右大臣)。

略系図5（数字は歴代数）

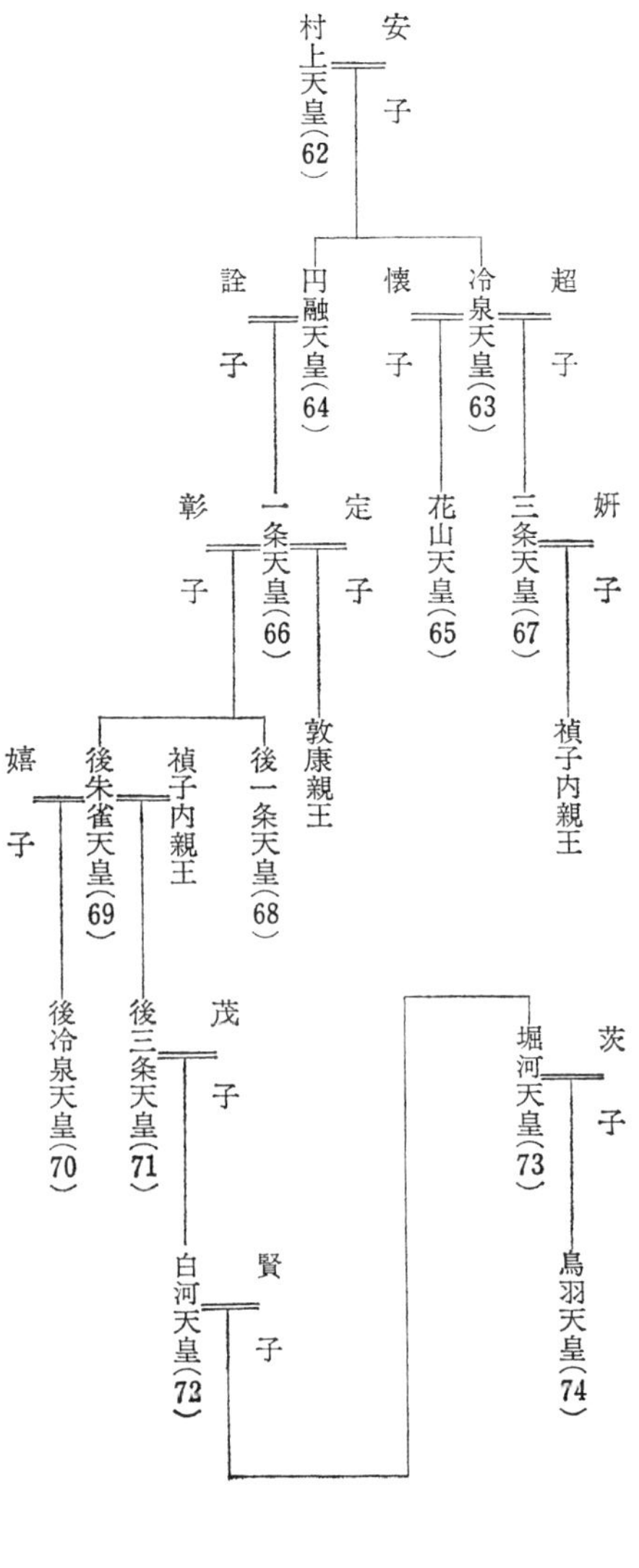

すでに前年の寛弘八年、道長の女彰子の産んだ一条天皇皇子敦成親王は、三条天皇の皇太子となられた。三条天皇の次代は敦成親王であり、道長は、ここに外戚の権をふるい得ることは既定の事実となった。三条天皇の皇后となった娍子に最大級の賛辞をおくっても、道長の株が上がりこそすれ、路線の変更の起こり得るはずがない。したがって道長が娍子を賞め、済時に太政大臣の贈位を図った理由は一応了解しうることである。

しかし、何故、永平親王のことにこだわるのであろうか。これについて河北騰氏は『栄花物語研究』において、

> この親王が他ならぬ芳子女御の子であり、作者はそれを憎悪し嫉妬して対立した村上中宮安子の事は良く知って居り、又、その安子の子や孫である人のもとに奉仕していたという立場であった事が考えられる。「日影のかづら」という巻を見ると、道長は、「いみじき村上の先帝と申ししかど、かの大将済時の妹の宣耀殿女御の生み給へりし八宮こそ、世の痴れ者のいみじきためしよ」と、言葉を極めて罵しり嘲っていたと言う。この道長の平素の意向や機嫌を良く知って、これを迎えんとした作者の考えが働いたものであろう。

と述べられたが、松村博司博士（『栄花物語全注釈一』一九一頁）は、

> 娍子の幸福を述べるに際して、それがすべて道長の厚意によるものであるということまで明確に考えていたかどうかはわからないにしても、どこかに永平親王の事は書いておくべきであるぐら

いに考えていたのではないか。そうしたことが、たまたま第一巻の終りに記される結果になったまでで、これ以上に深い意味はないと思われる。

と述べられている。『栄花物語』の作者が、何故、永平親王の白痴ぶりをこのようにながながと記したのか、もとよりその意図を推定することは困難であるが、道長を中心として記録した『栄花物語』

略系図6（数字は死亡年齢）

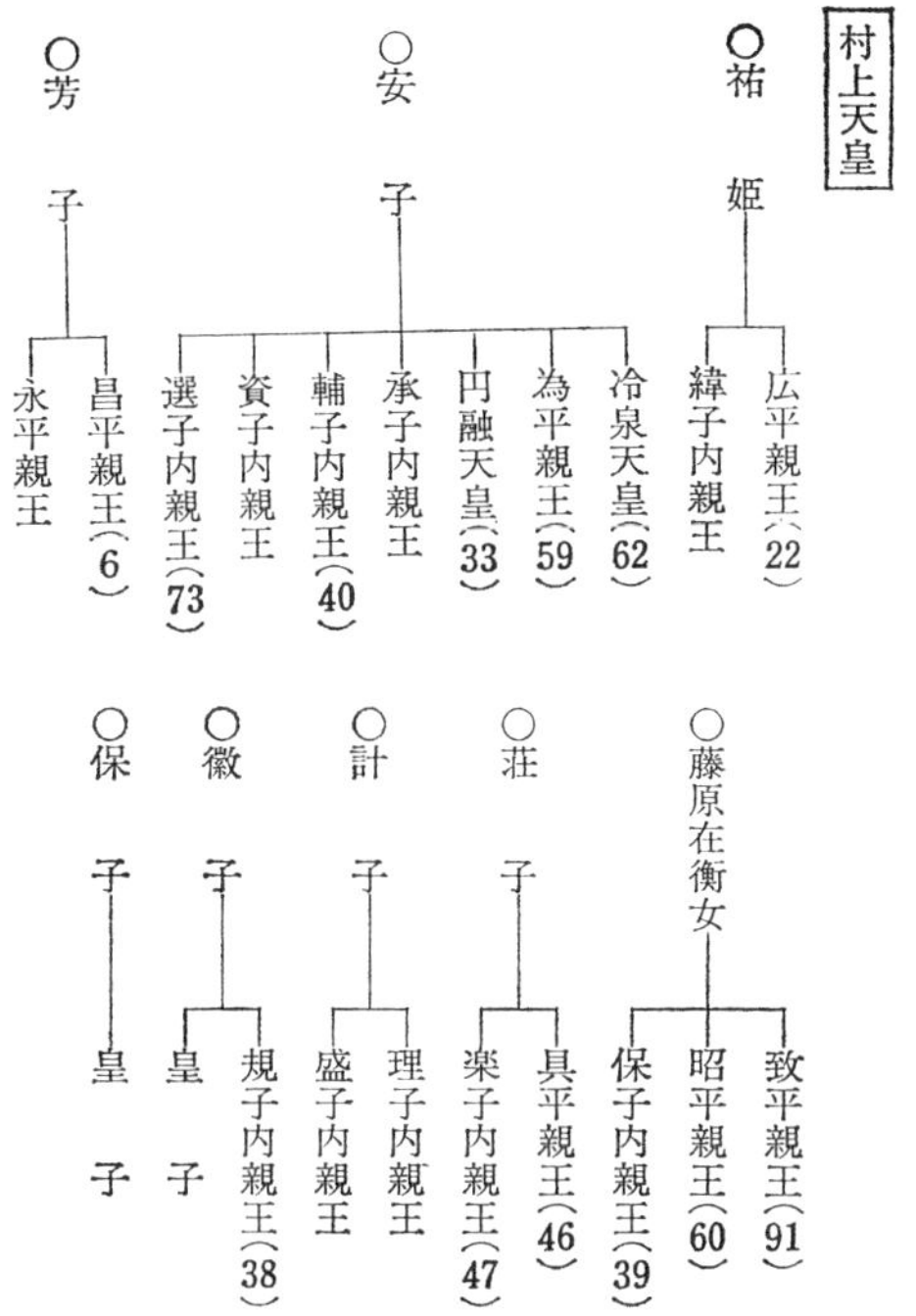

の著者が、河北氏の言うごとく、道長の意を汲んでこれを記したものであろうかとも思われるが、詳しいことはわからない。

4　三条天皇

三条天皇は冷泉天皇の皇子で、名を居貞《いやさだ》親王と言い、母は藤原道長の姉超子である。天皇は寛弘八年（一〇一一）、一条天皇のあとを受け帝位につかれた。このとき天皇は三十六歳、道長は四十六歳であった。さきに一条天皇の中宮となった道長の女彰子は、寛弘五年、皇子敦成親王を産んだ。道長の望みは、この皇子を帝位につけ、外戚の権を握ることにあったことは言うまでもない。しかし三条天皇には藤原済時の女娍子を母とする第一皇子敦明親王があり、次代帝位をめぐって天皇と道長との間に確執が生じ、天皇が道長のため苦境にたたされていたことは当然なことである。

これらの政治情勢については、すでに多くの専門史家の説くところであるが、天皇と道長との複雑な関係が、やがて天皇の眼病に大きな影響を与えていたことはきわめて注目すべきことと言わねばならぬ。以下、天皇の御病状について考察を加えてみよう。

天皇の幼少の折の健康状態は明らかでない。『権記《ごんき》』の長保三年（一〇〇一）六月三日条には、「東宮此夜半許より御悩あり。左府参らせられ事の由を奏せらる」とあり、ついで同月十九日にも御悩あり、候宿の僧厳孝法師は東宮の御悩に伺候しなかったため勘当を受けた。このとき東宮は二十六歳であったが、病名は明らかにされていない。ついで翌長保四年五月より六月にかけ病気にかかられ、『小右記目録』（長保四年五月十二日条）には、「東宮御悩危急事」と記し、『日本紀略』長保四年八月十四日条には、

今夜、皇太子東三条院より大夫道綱卿大炊御門第に遷御さる。去る春比より、御悩有るの故也。

と、東宮の病気が五月より八月にかけ、長期にわたるものであったことを記しているが、いかなる御悩であったか、不明である。

ついで寛弘元年（長保六年＝一〇〇四）閏九月二十五日、二十九歳のとき、霍乱に悩ませられたことが

『御堂関白記』に記されている。このように東宮時代にも種々の病気にかかられており、健康状態が好かったとは言い得ない。

寛弘八年（一〇一一）六月、帝位につかれ、その後しばらくは御健康のようであったが、翌長和元年四月十八日から風病にかかられ、七月十三日ごろには発熱し、十六日には瘧病であることが判明した。このときは毎日瘧病の発作があり、やがて隔日の発作となり、一ヵ月を経た八月十四日ごろ漸く平癒された。一方、天皇は歯が悪く、この年の二月ごろと長和三年（一〇一四）正月八日（『小右記』）には、京極辺に住む老嫗《ろうおう》に歯を抜かしめられている。

ところが、この年（長和三年）の二月九日、登花殿に火災が起こり、内裏も全焼するに至った。さらに三月十二日には内蔵寮も炎上するなど、天皇の身には災厄が続いた。こうしたことが原因となったのか、このころ天皇は眼を煩わされ、『小右記』の長和三年三月一日条には、「近日片目見えず、片耳聞えず、極悩の内、夜に臨んで弥《いよいよ》悩む」と天皇が眼病に苦しまれている様を記している。もっとも天皇は以前から丹薬を服用されていたので、『小右記』の同日条には「両度丹薬を服され、其後冷物を聞食す」と記し、天皇が一日に二度も丹薬を服用せられ、冷物を召しあがられたからであると記している。丹薬が原因で天皇の眼病が起きたのかどうかについては後項で説くことにしたい。

天皇の眼病につきさっそく蔵人の清原為信に療法を尋ねられ、為信は紅雪《こうせつ》を服用されるようにと奏上し、天皇もこれを服用され、ついで三月十六日には訶梨勒丸を服用されたが余り効果がなかった

（丹薬・訶梨勒丸・紅雪等については後述する）。

天皇は馬がお好きだったらしく、しばしば御馬御覧を行わせられていたが、この年の十二月四日には脚病が起こり、目も依然見え難くなっていた。翌長和四年二月十九日から再び紅雪を服用されていたが、依然眼病は好くならず、『御堂関白記』同年四月十三日条には「今日悩み給う。御目殊に暗しと云々」と記している。

五月一日早朝、紅雪を服用されたあと五度に及ぶ下痢があり、その後は紅雪ものまれずもっぱら御修法や加持にお頼りになっていた。翌二日の記事によれば、前日御湯殿に入られて後、心地が悪くなられたが、御修法で恢復された。この時、御前に伺候していた民部掌侍が、突然両手をふるわせ、天皇の邪気が掌侍に移ったと言い、さらに同四日には主上の眼病は冷泉院の邪気のたたりで、この邪気をさっそく人にのり移らせたところ、天皇の眼は明るくなってきたと言う。

七日、心誉律師が宮中の女房の加持をしていると、この女房に賀静と言う僧侶と元方大納言の霊が現れ、主上の眼の病は賀静の怨霊のたたりで、この怨霊が天皇の前に居り、巽《たつみ》の方角を開くと天皇の眼は見えぬようになるが、天皇にはまだ御運があり、怨霊は天皇の身体にとりつくことができず、ただ御所の辺りをうろついているだけであると語ったと言うことが、『小右記』に記されている。九日には天皇の眼もここ四、五日来、殊のほか調子がよかったようである。この間のことを『大鏡』は、御病により、金液丹といふくすりをめしたりけるを、「そのくすりくひたる人は、かく目をなんやむ」など人はましゝかど、桓筭供奉の、御物のけにあらはれて申けるは、「御くびにのりゐて、左右のはねをうちおほいまうしたるに、うちはぶきうごかすおりに、すこし御らんずるなり」と
こそいひ侍けれ。

と記している。『大鏡』の作者は、三条天皇眼病の原因を金液丹の中毒と考え、さらにこれに怨霊のたたりが加わったものとし、桓算と言う法師の怨霊が天皇の頸のあたりにとりつき、羽根を動かすたびに、天皇の眼が見えたり、見えなかったりするのであると説いている。当時の人々も、天皇の眼が時に見えたり、見えなかったりするのを不思議に思い、このような説明で満足していたのであろう。『小右記』『百錬抄』は賀静と記し、『平家物語』は「三条院の御目も御覧ぜざりしは、観算供奉が霊なり」としており、桓算とも賀静とも観算とも記され、いずれが正しいか明らかでない。

いったんは好くなった天皇の眼も、その後また悪くなり、明救に命じて修法を行わせられ、また丈六の五大尊を祭らせられるなど、いろいろと加持や祈禱などを行われたが、依然、眼は一進一退の状況であった。『小右記』の同年五月二十二日条には、さきに天皇にたたった賀静の霊が現われ、先般天皇に天台座主に任ぜられるよう願い出でたがお聞届けがなく、これを怨みに思い、天皇にたたったが、今は昔の怨みも消え、ひたすら仏道に精進したいと語ったと言う。このため天皇は天台座主の位を追贈しようとされたが、天台座主慶円がこれを止めたため取り止めたと記している。

その後も天皇の眼はよくならず、五月二十六日には非常赦を行わせられた。そのためか天皇の眼病は少しはよくなったが、その夕方よりまた悪くなり見えぬようになったので心誉律師に加持を命ぜられたが、このとき、聖天の霊が現われ、天皇の眼病は供養を怠ったたたりであると告げたと言う。

六月二日の『小右記』は「御目今日頗宜御歟」と記し、四日には御馬を御覧ぜられた。道長は『御堂関白記』同日条に、天皇の目がよく見えたのはいかにも不思議であると記している。

こえて十三日、明救に命じ眼病の密法を行わせようとされたが、道長の反対のため中止された。十六日には天皇の眼病は悪くなり、大般若不断御読経を行うよう道長に仰せつけられた。十九日には熱発があり、一時、瘧病かと疑われたが幸い翌二十日には下熱し、病気も恢復せられた。十九日の『御堂関白記』には、熱病のため、しばらく加持を中止し、故権律師賀静に僧正の位を贈られたと記している。

六月二十四日ごろから天皇の眼の調子もよくなられ、扇の絵を御覧になることができるようになった。これは二十三日に冷水を三石程首におそそぎになった効験が現われたせいかと『小右記』は記している。ついで閏六月二日には仁海阿闍梨が易筮を行い、天皇の眼病は怨霊のたたりではなく、御薬さえおのみになれば平癒すると占った。この筮文をみて道長は頗る不興な顔をしたと言う。

この月の十日の記事によれば、天皇は先に公信を召され、伊勢神宮への奉幣使の事を仰せ出された時には目もよく見えたが、その後また見えぬようになった。よって伊勢神宮へ使いを遣し、病気が癒るかどうか神慮をうかがいたいと仰せられた。これに対し伊勢神宮の斎宮の便りとして、神宮は、若し事があれば必ず何かの怪異が起こるはずであるが、現在何の怪異も認められないから安心して天下をお治めになるようにとのことであった。

しかし、その後も天皇の目はよくなく、二十六日には、御悩のため食事もお摂りにならず、御憔悴の度はだんだん強くなってきた。ところが心誉が加持をすると、その時は目がよく見えるので、仏法の霊験と喜ばれていた。ついで衣服を整え、伊勢神宮を遙拝されたが、この時も目はよく見え神宮の御加護と喜んで居られた。しかるに、七月二十一日ごろから、また目が見えぬようになり、天台座主慶円は、「昨日御修法結願、御目更に増減無し。已に御修法験無きか」と歎いたと『小右記』は記している。

七月二十四日には侍従内侍が伊勢国から眼病のまじないをする女が来て、天皇の目のまじないをした夢を見た事を述べている。二十七日ごろは目の調子もよく、八月二日の記事によれば、障子の絵を御覧になることができた。このころ天皇は道長に官奏をみるようにと仰せられたが道長はこれを断わった。二十三日、天皇にはいったん譲位の志を固められたが、その後、十月二日になって、道長は天皇の意に反し、東宮に敦良親王を立てることにしたため天皇は譲位を思いとどまられることとなった。

八月二十五日ごろには天皇の目の状態もよく、昼御座にお出になることもあったが、また十月二日ごろから悪くなられ、十六日には御目もいよいよ暗く、甚だ心細い御思に沈まれたと『小右記』は記している。

十月二十二日に至って天皇の御目はまったく見えぬようになり、足もまた動かぬようになり、今となっては譲位も正月を出でぬうちに行うべきかと天皇は資平をして実資に諮らしめられた。十一月六日になって天皇は昨日の不予により譲位すべきことを道長に話されたが、天皇の目はいよいよ悪く、もはや神助を待つことも出来ぬと伊勢神宮をはじめ諸社の奉拝も取り止められた。十二月八日、御悩はますます重く、『御堂関白記』は「主上御悩有り。日来御心地例ならず、今日重く御坐します」と記している。かくて年もあけた長和五年（一〇一六）一月十三日、道長はじめ多くの公卿らが参集して御譲位および新帝即位のことが議せられ、ついに一月二十九日、皇太子に敦明親王をたてて譲位された。

略系図7（数字は死亡年齢）

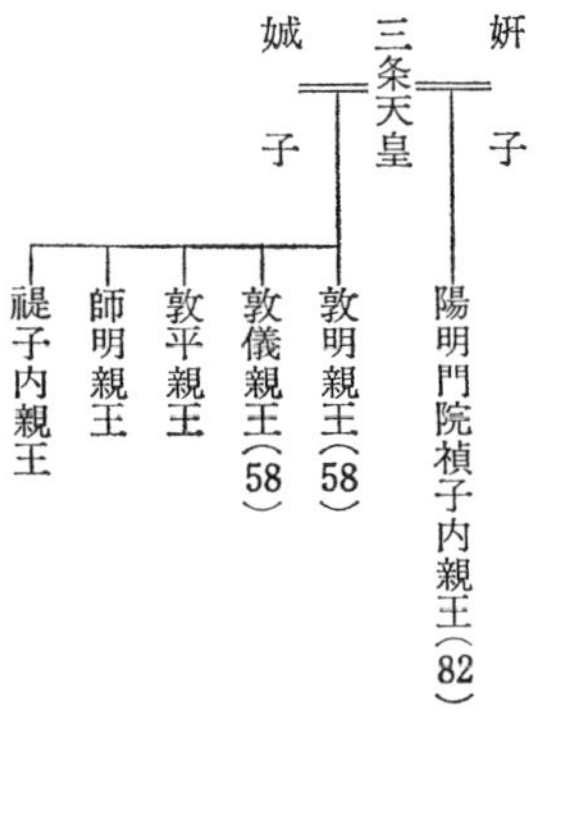

略系図8

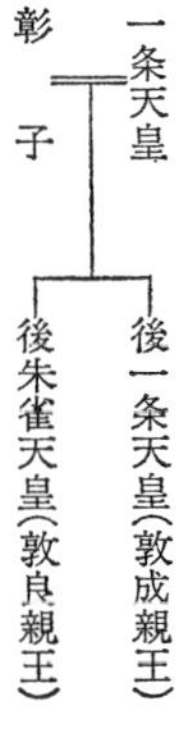

この年の五月一日、三条上皇は比叡山に登られ眼病平癒の祈願をこめられたが、病悩は平癒するに至らず、翌寛仁元年（一〇一七）四月二十一日、時行の病にかかられ、四月二十九日御落飾、ついに五月九日未刻（午後二時）四十二歳で崩御された。三条法皇崩御後、八月九日になって、敦明親王は東宮を辞せられ敦良親王が皇太子となられた。その間に道長の策略のあったことは言うまでもなく、道長年来

の野望が達せられたことは史書に詳しい。

以上、三条天皇の眼病について症状・経過を略述した。さて、このような一進一退の経過をたどった天皇の眼病を、どのように考えるべきであろうか。このことにつき『大鏡』は、

こと人のみたてまつるには、いさゝかかはらせたまふ事おはしまさゞりければ、そらごとのやうにぞおはしましける。御まなこなどもいときよらかにおはしましける。いかなるおりにか、時々は御らんずる時もありけり。

と記し、天皇の御眼は瞳も濁らず綺麗で、外見上まったく変わったこともないので、天皇が眼病にかられているのはいかにも嘘のように思われ、目も不自由ながら時にはよく見えることもあったと、前述の天皇の眼病を簡単ながら的確に記している。このような天皇の眼病を現代医学からみてどのように解すべきであろうか。

これについて山岸徳平氏（「大鏡の構想と道理と含蓄」日本古典文学大系『大鏡』月報）は、

三条帝が目を御患いなされたのも、どうもその症状が、「そこひ」の中でも「青そこひ」で、陰性内性緑内症なのかと思われる。猶「時々、「み簾の編み緒の見ゆる」などとも仰せられる」とある。失礼ながら、終戦当時の総理大臣東久邇様も「そこひ」を御患いであるが、現在は三条帝と御同様で、時々「御衣が御綺麗ですねえ」など、偶然に御話のある事も、御ありの由である。しかし三条帝は「そこひ」の外に、また金液丹の中毒もあるかと推測せられる。金液丹の中には、

砒素の成分が少量に含まれているらしい。それは砒石から採取すると言う。これを飲むとヒロポン中毒風の傾向の効験を示すらしい。(中略)これらの薬の事に関しては、先年武田長兵衛氏の研究所の方に伺った事もあったので、念のためにそれを簡単に記してみた。

と記している。三条天皇の眼病の症状を東久邇稔彦氏と対比され、天皇の眼病を緑内障と推定されているのは、まことに卓見の至りと言うべきであろう。

確かに天皇の眼病は炎症性緑内障と称すべきものであることは、その発病状況及び症状よりみて容易に推定されることである。庄司義治氏は『眼科診療の実際』の中で、四十歳以後の人は精神過労・感動・飲酒・睡眠等が誘因となって炎症性緑内障を起こすと記している。三条天皇は三十六歳で帝位につかれたが肉体的・精神的過労の状況下にあったことは歴史に明らかである。すなわち、天皇は即位の翌年三十七歳の折には瘧病にかかられ一ヵ月余病床にあった。ついで内裏の焼失、内蔵寮の火事と相ついで災厄に遇われ、肉体的・精神的に大きな打撃をうけられた。しかも、天皇と道長との関係は次代の帝位をめぐってきわめて複雑な関係にあり、天皇の心労がいかに強かったかは言うまでもなかろう。こうした天皇の心労を裏付けるものとして『小右記』の長和三年三月十七日条には、

為信申して云う。御目は肝臓に通じ御飢の致す所也。腎臓も亦補給せらるべし。御飢と謂は若しくは又御心労歟、子細注せず。夜に入り資平来りて云う。具さに以て奏聞す。仰せられて云う。申す所相合すと感ぜられ給う。

と、蔵人の清原為信が天皇の御眼病は飢えによるものであり、その飢えのもとは天皇の御心労によるものと申上げたところ天皇もこれを納得された様子であったと言うのである。当時シナ医学では眼は肝臓に通ずるものと言われ、食事の摂取が不十分であれば、自然と肝臓も弱り眼も悪くなるものと考えられていた。したがって天皇が飢えの状態にあったと言うことは食事をとられなかったものと推定され、その原因が前述のごとく道長との複雑な関係や内裏炎上等のごとき精神的衝撃が原因であったとみるべきであろう。このようにみると天皇の眼病の発病原因は心身の過労にあったものと推定され、緑内障の発病原因と相似点のあることを認め得る。

さらに症状においても、天皇の視力は一進一退であり、ときに視力の良いとき、悪いときのあったことは前述の通りである。天皇の病状はあるいは加持・修法のあと、また、時には伊勢神宮御遙拝後に視力のよかったことを『小右記』は記しているが、緑内障においては、心身の安らぎによって、ときに眼圧が降下し、一時的に視力のよくなることがあり、また天候によっても左右されることは言うまでもない。この症状は前記三条天皇の症状と一致し、また東久邇稔彦氏の眼症状とも適合している。しかし、これによって病状が恢復したものと言い難いことは言うまでもない。当時の人々が三条天皇の瞳が綺麗で健康人と変らないと記しているが、緑内障であれば当然のことで怪しむに足らない。このように天皇の眼病は、その発病状況・症状等より類推して、これを緑内障と推定することが至当と考えられる。

しかし、赤木志津子氏は、「摂関時代の天皇―特に三条天皇について―」（古代学協会編『摂関時代史の研究』所載）の中で、

天皇の眼が清盲でいわば白内障かということは、今日疑問もあって、むしろ脳腫瘍の一症状か考えられるのだが、その目も耳も風のなすわざと『医心方』などによって考えていた様である。

と述べ、天皇の眼病を脳腫瘍の一症状ではないかと推定されている。赤木氏がいかなる根拠で脳腫瘍を疑われたかは明らかでないが、おそらく、天皇の症状に前述のごとく「片目不ㇾ見、片耳不ㇾ聞」と眼のみならず聴力障害が記され、さらに「目弥不ㇾ見、足又不ㇾ動」とあり、足の障害もあることよりして、このように推定されたのではなかろうか。天皇の御耳が聞えなかったと言っても、はたして一過性であったのか、持続性のものかは明らかでないが、もし持続的に聴力障害があったとすれば、その後の記事にもこのことが当然記されるべきはずであるが、この障害は長和三年（一〇一四）三月一日条に記されているのみである。また、「足不ㇾ動」とあるのも必ずしも歩行障害があったとは言い得ない。長和四年十月二十二日条に一回記されているのみで、その後の天皇の動静をみても、天皇に歩行障害があったとは考えられない。もし脳腫瘍とすれば、当然、聴力障害も視力障害も歩行障害も増悪するのみであり、さらに他の脳症状が現われてくるはずであるが、このような現象は認められない。したがって、天皇の眼病が脳腫瘍の一症状と考えることには賛成しがたい。

つぎに、前述のごとく『小右記』には天皇が金液丹を服用されていたが、その日、一日に二度もこ

れを服用されたので、そのため眼病が起こったかのごとくに記され、これを受けてか『大鏡』も金液丹によるものとし、山岸氏も金液丹の中毒があったものと推測されている。天皇の服用された金液丹が、どのような処方にもとづいてつくられたものか明らかでなく、したがって当時の金液丹が砒石よりつくられたものか否かに問題点があろう。四世紀頃のシナの葛洪《かっこう》の著書『抱朴子《ほうぼくし》』には神仙になる上薬として金と丹をあげ、その製法を記しているが、これらは数十日にわたって火を起こし、つねに火力を適正に保つ必要があり、第一の丹と言われる丹華をつくるには、まず玄黄と称する特殊な薬品をつくり、これに雄黄水（鶏冠石の類）・礬石水（明礬）等九種類の鉱物を加えて六一泥と言うものとし、これを三十六日間焼くと丹華ができる。これを飲めば七日間で仙人となる。次に玄膏と称する特殊なもので丹華を丸め、猛火の上に置くと金となると言うのである。

はたして、実際にこのようにして金や丹がつくられたどうかは疑問であり、『抱朴子』の説く神仙薬であって実在性に乏しいものと考えるべきであろう。しかし、わが国では、金液丹はすでに淳和天皇がこれを服用されたと言われ、『続日本後紀』嘉祥三年（八五〇）三月二十五日の条に、

帝嘗て縦容として侍臣に謂って曰く、朕年甫め七歳、腹結病を得、八歳臍下絞痛の痾を得たり。ついで頭風を患い、元服を加えて後三年、始め胸病を得たり。（中略）是に於て七気丸、紫苑、生薑湯等を服し、初めは効有りし如きも、後には剤重しと雖も、曾って効験せず。冷泉（淳和）聖皇之を憂い、勅して曰う、予も亦昔この病を得たり。衆方効せず、金液丹並白石英を服さんと欲す

るも、衆医之を許さず。予猶強いて服し、遂に疾瘉を得たり。今患う所を聞くに、草薬の治すべきに非ず。金液丹を服すべし。（中略）虔んで勅旨を奉じ茲に丹薬を服す。果して効験を得たり。兼ねて古発を救解せり。自ら治するの法を設く。世に良医絶ゆ。倉卒の変畏るべき故也。

と、淳和・仁明天皇が諸薬効なきときこれを服用し、平癒されたことを記している。『倭名抄』には、「金液丹、一名玉液丹、一名霊花丹、一名霊景丹、一名神化丹、一名玄塵丹、一名不老不死丹」と記しているが、製法は明らかにしていない。また『医心方』にも「服金液丹方第十四」として、

服石論に云う。金液華神丹は慎忌無く万病を療す。金液華神丹は本是大上真人九元子の秘方也。此薬の合す所俗人の知る所に非ず。（中略）遂に乃ち俗代に流し伝え、以て蒼生の病を救う。百姓をして病の徒有らば咸能く除き愈す。

と、金液丹の製法は九元子の秘方で、俗人の知る所に非ずとしており、いかなる処方にもとづいてつくられたものかを明らかにしていない。このようにわが国では平安初期より金液丹と称する薬があり、これを実際服用していたことが知られるが、その製法は前述のごとく明らかでない。

しかるに宋の徽宗《きそう》皇帝の命により編纂された『和剤局方』には、金液丹の製法及び功能として、

真気を固め、丹田を暖め、筋骨を堅くし、陽道を壮にし又寒痼冷を除き、労傷虚損を補う。（下略）

硫黄　練浄して沙石を去り拾両とし研細飛過するに甆合子を用う。（下略）

右薬末壱両、蒸餅壱両を用いて湯に浸し握り、水を去り捜し円と為す。梧桐子大の如く、毎服参拾円多く百円に至る。温き米飯にて空心に之を服す。又傷寒、陰証、身冷脈微、手足厥冷或いは吐し或いは利し、或いは自汗止まず、或いは小便禁ずるを得ざるを治す。円数に拘らず宜く之を併服すべし。身熱脈出を得て度と為す。

と記し、金液丹は硫黄を主成分としてつくられたものであることを明らかにしている。

前述『抱朴子』に神仙薬として記された金丹は鶏冠石のごとき砒素を含む鉱物を基としてつくられたもので、その製法はきわめて複雑にして神秘的であり、はたして製剤が可能なりや否やを疑わざるを得ない。したがって後世、金液丹と称するものは、『抱朴子』に金・丹が神仙薬の上薬であり、不老不死薬とされていることから、金液丹の名称を附しこれを不老長生薬と称したのであって、その製法は『抱朴子』とは異なるものであったと考えるべきではなかろうか。

わが国における金液丹も、上述のごとく仁明天皇がみずから製剤されたものとすれば、『抱朴子』の如き複雑な神秘的なものであったとは考えられない。『和剤局方』は、これより遥か後世に編纂されたものであり、したがって、これに記された製法によってわが国でも金液丹をつくっていたものとは考えられない。しかし『和剤局方』は、当時の医家に伝わる名法を徽宗の命により収集したものであり、これに載せられた金液丹の製法も古くからシナにおいて行われていたものと推定することができる。

このように金液丹がはたして砒石よりつくられたものか否かには問題があろう。また、もしも金液丹が砒石よりつくられていたものとしても、三条天皇の病気に、はたして砒素の中毒症状があったと言い得るであろうか。

現今の医学の示すところでは急性砒素中毒の症状として悪心、嘔吐、下痢を訴え、不安感、眩暈を伴い、不安・チアノーゼ・喀痰が出て急性肺水腫様となり、また皮膚に紅疹・丘疹・湿疹等の諸症がみられるとされ、慢性中毒症においても胃腸障害・栄養障害・腎臓障害・肝臓障害があり、また左右対称的に神経知覚の喪失・頻脈・呼吸息迫・貧血等が現われるとされている。はたして三条天皇の病状にこのような症状が認められるであろうか。このように考えてくると、金液丹と三条天皇の眼病とはまったく関係がなかったものと考えてよかろう。

つぎに、天皇が服用された紅雪及び訶梨勒について考えてみよう。紅雪は、既に藤原師輔が天暦二年(九四八)に服用しており、『九暦』の天暦二年六月十七日条及び天暦三年三月二十一日条に紅雪・紫雪を瀉薬として用いたことを記している(後項、「藤原師輔」参照)。この紅雪は、『本草綱目』朴消の項に附方として、

煩熱を治し宿食を消し酒毒を解く。三焦を開き五臓を利し毒熱を除く。積滞を破り、傷寒、狂躁、胃爛、発班、温瘴、脚気、黄疸を治す。(中略)川朴消十斤を用い練りて滓を去り、羚羊角屑、黄芩、升麻各三両、人参、赤芍薬、檳榔、枳殻、麩炒生、甘草、竹葉、木香各二両、木通、巵子、

葛根、桑白皮、青藍葉各一両半、蘇芳木六両並剉片とし水二斗五升に煎じて九升とす。滓を去り
濾過す。（中略）朱砂一両、麝香半両を下す、宿を経て雪と成る。

と記されている。すなわち、紅雪は朴消を主成分とし、これに羚羊角《れいようかく》、黄芩《おうごん》、升麻《しょうま》、人参等多数の草木を加え、さらに朱砂を加えたもので、その功能は煩熱、酒毒、三焦《さんしょう》を利し、傷寒、狂燥、胃爛《いらん》、温《おん》瘴《しょう》、脚気《かっけ》等を治すと言うのであるが、朱砂を混ぜているため紅色を呈し、紅雪とよばれたものと思われる。『東大寺種々薬帳』には、紫雪は記されているが紅雪は記されていない。しかし、奈良時代にはおそらくわが国にも輸入されていたのであろう。なお、紅雪・紫雪・碧雪は、いずれも朴消を主成分としたもので、『和漢薬』（赤松金芳著）によれば硫酸曹達鉱の粗製品を朴消と言い、精製品を芒消《ぼうしょう》と言う。ともに知覚の鋭敏な腸の蠕動《ぜんどう》を興奮せしめ、塩類作用を補い緩下作用があると言われている。前述『九暦』に記された使用例よりみても、瀉薬として用いられていた。三条天皇の眼病に紅雪が用いられているが、使用の主目的が何であったかは明らかでない。

つぎに訶梨勒《かりろく》について考えるに、訶梨勒は『和漢薬』には、シクンシ科カリロクの葉、果実、核仁であると記している。古来インドでは万病薬として珍重され『金光明最勝王経』の「除病品」には、訶梨勒は六味を具え、能く一切の病を除き、薬中の王なりと記し、その他の仏典にも、しばしば阿摩《あま》勒《ろく》とともに薬用に供せられたことが記されている。

わが国へは、すでに奈良時代に舶載され、『東大寺種々薬帳』には「訶梨勒一千枚」とあり、葉が

輸入されていたようである。『本草綱目』には、訶梨勒の樹は木槵《むくろじ》に似て花は白く、形は巵子《くちなし》・橄《かん》欖《らん》に似、皮肉は青黄色で七、八月頃実が熟すと記されている。その効果は、

冷気、心腹、脹満、食を下し、胸膈結気を破り、津液を通利し、水道を止め、髭髪を黒くし、宿物を下し、腸澼久洩、赤白痢を止め、痰を消し、気を下し、食を消し、胃を開き、煩を除き、嘔吐を止める。

とあり、平安時代には広く薬用として用いられていたことは、三条天皇をはじめ藤原道長・藤原実資ら多くの公卿が服用していたことによっても知られる。各公卿の服用についてはその項で述べることとする。

以上、三条天皇の眼病の症状を述べ、これが緑内障であったことを明らかにし、眼病が砒素中毒によるものでもなく、また脳腫瘍の一症状でなかったことを説くとともに、天皇が服用された金液丹・紅雪・訶梨勒について解説を加えた。

5　白河天皇

天皇はきわめて健康体にましまし、在位中ほとんど病気らしいものはなかった。応徳三年（一〇八六）御退位あり、その後も御健康のようであったが、大治四年（一一二九）七月六日、突如霍乱にかからせられ、翌七日、御年七十七歳で崩御された。

霍乱は前項に述べたごとく下痢・嘔吐を伴う胃腸疾患で、『倭名抄』は「シリヨリクチヨリコクヤマヒ」と記している。劇症の急性胃腸炎である。

『中右記』大治四年七月六日条には、

下人云う、本院還御の後、御霍乱の気御わしますと云々。然して人秘して敢えて口言せず、終夜御痢留まらず。

と記し、ついで翌七日条には、

昨日申時より御霍乱、終夜御痢止まず、今朝猶留まらず。御気色誠に微々、女院（待賢門院藤原璋子）、新院（鳥羽）、仁和寺大宮、山座主（仁実）、法印覚猷御前に候す。此巳時許、崩ぜられ給う。御年七十七。誠に日月光を失い、暗夜の如し。吁嗟哀哉。予此事を聞き神心迷乱、言談に及ばず。

と記し、『永昌記』もまた同月六日条に、

御寝の後、俄に御不例の事有り。近習の外、外聞に及ばず。偏に御霍乱の由存ず。御膳を供せず、丈六御仏泰山府君祭等を始めさせらる。

とあり、ついで翌七日条に、

法皇御心地已に落ち給うの由風聞。但し御祈千万、（中略）漸く日暮に及んで更発され給うの由、（中略）陣外緇素車馬馳せ聘う。巳剋に及んで遂に以て崩御せらる。御年七十七。

と記している。

七月六日法皇には突如下痢を催され、終日頻回の下痢に苦しめられ、七日巳刻（午前十時頃）崩御された。おそらく食中毒にでもかからせられたのではないかと想像される。

6　堀河天皇

堀河天皇は白河天皇の第二子として承暦三年（一〇七九）に誕生せられ、応徳三年（一〇八六）八歳の時、父天皇の譲位とともに即位されたが、万機は父白河天皇がみそなわれ、その在位は形ばかりのものであったと言われている。天皇は文学・音楽に通じ、和歌・笙笛に巧みであった。また天皇は少年時代より御病弱であり、天皇不予の状況を『中右記』『殿暦』等より列記すると別表のようである。すなわち常に風病・咳病にかからせられていたが七月十六日ごろより容態増悪し、ついに十九日御年二十九歳の若さで崩御された。崩御の有様を『中右記』には次のように記している。

○午時許参内、夜間今朝御在様の処を相尋ぬるに指して増減御わしまさず。只同様。但極熱のころ数日に及ばせられ、誠に以て不便歟。今夜又々種々の御修法を始めさせらる。（嘉承二年七月十六日条）
○今夕又宿仕、御風今日より又増気御わしますの由、女房告ぐる所也。凡歎きて余り有り。（同十七日条）
○今日主上御風又増され御わしますの由、殿下の所に告げ送らる。昨日より御身所々頗るはれて御わしますと云々。初めて此事を聞き大いに驚嘆、数日病者此の如き事有り、世間の恐るる所也。（同十八日条）

年・月・日	年齢	病名（備考）
寛治八・二・一四	一六	咳病
二・二四		風病（疱瘡カ）
二・二八		風病治癒
一一・一四〜二〇		不予
一二・四		疱瘡
嘉保二・七・一九	一七	霍乱
八・一七		風病
九・二〜二一		咳病
一〇・二二		病後はじめて沐浴
一一・四		咳病
永長元・七・一一	一八	風病
九・一〇		風病
承徳元・一〇・六	一九	風病
承徳二・三・一五	二〇	風病
五・二六		風病
康和四・二・五	二四	風病
四・一一		咳病
八・一一		風病
一一・五		咳病
康和五・一〇・一九	二五	物気
長治元・六・二九	二六	物気
八・一八		物気
長治二・四・四	二七	風病
七・二六		瘧病
嘉承元・二・一六	二八	風病・咳病
三・一一		風病
四・三		咳病
六・一二		風病
六・二七		風病
九・一九		風病・温熱
九・三〇		去年三月より連々として風気あり
一〇・一二		不予
一〇・一四		風病
嘉承二・六・二四	二九	風病
七・五		温気
七・一六		風病
七・一七		容態増悪
七・一八		身体浮腫
七・一九		崩御

○卯剋許御悩危急、陰陽師を召し問わせらるるの処、家栄占申して云う、御運極る事也。神助も有るべからざるか、（中略）御悩危急の間、公卿多く参集。諸僧同じく加持し奉る。是れ邪気の疑有るに依るか。此のごときの間、漸く巳刻に及び、関白殿鬼間障子口より走出で、密語し給い予に仰せられて云う、主上辰刻許御気已に断ち給う也。但先ず自ら大般若法花経号、并に不動尊宝号を唱え次で釈迦弥陀宝号を唱え、西方に向い給う。身体安穏只睡眠に入り給うが如し。（中略）彼人御簾の隙間より見奉るべきの由仰せ有り。仍って之を見奉るに容顔変ぜず、御寝に入るごとし。凡て悲流涙を呑む。（同十九日）

このように天皇は、六月二十四日ごろに風病にかからせられ、ついで熱発を伴った。『中右記』七月十六日条によれば、高熱がすでに数日も続きお苦しみになられ、症状は日増しに増悪して十八日には身体に浮腫が出て、ついに十九日辰刻（午前八時ごろ）崩御されたのである。天皇は前述のごとく御病弱にて常に風病・咳病にかかっておられたが、六月末頃の風病がこじれて高熱を出されたのは、おそらく肺炎を併発され、心不全を伴って崩ぜられたのであろう。

『讃岐典侍《さぬきのすけの》日記《にっき》』には、天皇が嘉承二年（一一〇七）六月末ごろ御病気にかかられてから七月十九日崩御になるまでの経過が、くわしく記されている。讃岐典侍については諸説があるが、一応、藤原顕綱の女兼子の妹長子とする説が妥当とされている。長子は康和三年（一一〇一）十二月堀河天皇の典侍となり、讃岐典侍とよばれ、嘉承二年（一一〇七）七月、堀河天皇の病床に侍したものであり、『讃岐典侍日記』は、その当時の模様を思い出のままに書き綴ったものと言われている（『日本文学大辞典』）。

この日記には、

六月二十日のことぞかし、内は例さまにもおぼしめされざりし御けしき、ともすればうちふしがちにて、これを人はなやむとはいふなど、人々は目も見たてぬと仰せられて、世をうらめしげにおぼしたりしものを、事おもらせ給はざりしをり、御祈をし、つひにありける御事をもゆづりまゐらせらるると、我がさたにも及ばぬ事さへぞおぼゆる。

かくて七月六日より、みここち大事におもらせ給ひぬれば、（中略）せめて苦しくおぼゆるに、かくしてこころみん。やすまりやすると仰せられて、御枕がみなるしるしのはこを御胸の上に置かせ給ひたれば、まことにいかに堪へさせ給ふらんと見ゆるまで、御胸のゆるぐさまぞ、殊のほかに見えさせ給ふ。御いきもたえだえなるさまにて聞ゆ。（中略）日のふるまゝに、いと弱げにのみならせ給へば、このたびはさなめりと見まゐらする悲しさ、ただ思ひやるべし。（中略）また十九日より、よき日なれば御仏御修法のべさせ給ふと申させ給へば、それまでの御命やはあらんずると仰せらるる。悲しさ、せきかねておぼゆ。

と六月二十日ごろより御病気となられ、七月六日ごろより重態とならせられた。天皇は苦しさに、せめてこうもすればと、御印の箱を胸におかせられると、御胸の動きがことのほか目だって、いかにも苦しげに、息もたえだえのように見受けられた。

増誉・頼基などと言う僧侶に祈禱をさせられたり、行尊・定海などの僧侶に経を読ませられたりしたが一向に効果もなかった。また、関白忠実が御占には十九日は吉日ゆえ、その日から御修法を行うよう申し上げたが、天皇には、とてもそれまでの命はあるまいと仰せられた。

かくて、十七日になり、天皇をお苦しめする「もののけ」の中に、りう僧正・頼豪僧正と言うのが現われ、先年の行幸の後、もう一度行幸していただきたいと願っているのに、そのかいなくお出でがないのでうらめしく思い御注意をうながし申し上げるのであると言うので、天皇は、この病気さえ癒れば年内にも参詣しようと苦しげに仰せられた。

やがて天皇には賢暹法印の手により授戒を受けられ、定海阿闍梨を几帳《きちょう》のそばに召しよせられ、経をよませられ、「われは死なんずるなりけり」と仰せられて、「南無阿弥陀仏」と仰せられた。

なほ苦しうこそなりまさるなれとて、ただせきあげにせきあげさせ給ふ御けしきにて、ただいま死なんずるなりけり。大神宮たすけさせ給へ。南無平等大慧講妙法華など、誠に尊きことども仰せられつつ、苦しうたへがたくおぼゆる、いただきおこせと仰せらるれば、起きあがりて、いだきおこしまゐらするに、日ごろは、かやうにおこしまゐらするに、いと所せくいだきにくくおぼえさせ給へるなりけり、いとやすらかにおこされさせ給ひぬ。(中略)僧正めし、十二人の久住者めしよせて、おほかた物もきこえずなりにたり。大臣殿の三位、御口に、手をぬらしてぬりなどしまゐらせ給ふ。念仏いみじく申させ給ふさまこそ、ことのほかなれ。ともすれば、大神宮たすけさせ給へと申させ給ふも、そのしるしなく、無下に御目などかはりゆく。（中略）年ごろ仏に仕うまつりて六十余年になりぬるに、まだされども仏法つきず、すみやかに此の御目なほさせ給へと、人などをいふやうに、おそしおそしとあれど、何のしるしもなくて、御口の限りなん念仏申させ給へるも、はたらかせ給はずならせ給ひぬ。

と、崩御の様子を記している。天皇が咳あげて苦しさの余り抱きおこせと命じられ、抱き起こし申し上げたが、だんだんとお弱りになり、大臣殿の三位がお口に手を当てて、お口をぬらしたりしてさしあげたが、その甲斐もなく天皇の目は動かぬようになってきた。必死の祈りも効なく、遂に崩御になったと言うのである。

天皇の息苦しさに胸の動きが明らかによくわかるとか、せき上げて苦しさのため抱きおこせと言われたとか記しているのは、明らかに天皇が呼吸困難や咳嗽の苦しさを訴えられたもので、天皇の御病が前述のごとく肺炎であったと推察してあやまりないものと考えられる。

第二　王朝貴族の病状

摂関時代の藤原氏と言えば、外戚の権を握り、政権を意のままに行使した貴族として、外見的には、いかにも華やかな存在であったごとくに見える。しかし彼らの健康を医学的に観察すると、次項に記すごとく、多くの者が健康にすぐれず病弱であり、甚だしきは病床に呻吟せざるを得ないようなあわれな状態で、外見とは著しく異なったものであった。多くは彼らの不摂生にもとづくものであるが、また彼らの日常生活の不衛生によることもその原因であろう。これらのことについては、すでに拙著『平安時代医学の研究』に述べたところであるから、ここでは省略し、主として藤原貴族の個々についてその病状を記述し、病気の本態について検討することとした。

一　藤原氏

1　藤原実頼

実頼は忠平の長子、師輔・師氏・師尹らの兄にあたる。天慶七年（九四四）右大臣となり、天暦元年（九四七）左大臣、康保四年（九六七）関白太政大臣となり、天禄元年（九七〇）五月十八日、七十一歳で薨じた。『栄花物語』「月の宴」の巻に、

小野宮の大臣は、歌をいみじく詠ませ給ふ。すき〳〵しきものから、奥深く煩しき御心にぞおはしける。

と、その性格が記されているごとく、歌を読み、有職故実《ゆうそくこじつ》に明るい風流人ではあったが、容易に心の知れない、気難しい性格の人であったようである。実頼には『清慎公記』（水心記）とよばれる日記があったが、今日伝わっていない。したがって実頼在世中の病状を知ることはできないが、薨去の有様は『栄花物語』「月の宴」の巻に、

摂政殿も怪しう風起りがちにておはしまして、内にもたはやすくは参り給はず。いかなることにかとおぼしめす。小野宮の大臣非常の事もおはしまさば、この一条のおとゞ世は知らせ給ふべしとて、さるべき人〳〵忍びて参る。この太政大臣の二郎は、たゞ今の左大将にて頼忠とておはす。摂政殿の御悩いと重くおはしまして、まめやかに苦しうなりもておはしまし、御年なども衰へ給へれば、人いかにとぞ申思へる。（中略）世こぞりて騒げども、人の御命はずちなき事なりければ、五月十八日にうせ給ぬ。後の御謚清慎公と聞ゆ。左大将頼忠に世をも譲りきこえ給はで、ありのまゝにてうせさせ給ぬる御心ざまいとありがたし、御年七十一にぞならせ給ける。あはれに悲し

き世の有様なり。

と、実頼が老齢、七十一歳の年風病にかかり、病気がだんだん重くなって、ついに天禄元年五月十八日死亡したと記している。

2 藤原師輔

師輔は藤原忠平の子、実頼の弟にあたる。延喜八年（九〇八）に生まれ、天暦元年（九四七）右大臣となり、天徳四年（九六〇）五月四日、五十三歳で死亡した。師輔の日記に『九暦』（九条殿記）があり、また著書に『九条年中行事』『九条右丞相遺誡』等がある。

師輔の性格は『栄花物語』「月の宴」の巻に、

九条の大臣は、おいらかに、知る知らぬわかず心広くなどして、月頃ありて参りたる人をも、たゞ今ありつるやうに、けにくゝも持てなさせ給はずなどして、いと心安げにおぼし掟てためれば、大との〻人〳〵、多くは此九条殿にぞ集りける。

とあるごとく、師輔はおっとりした人柄で、親疎の別を立てない度量の大きな性質の持ち主であった。したがって父忠平に仕えるものも自然と師輔のもとに集まり、多くの人々からもしたわれていたようである。もっとも、これに関し松村博司博士は『栄花物語』に記された実頼・師輔・師尹の性格批評について、本書の評語は簡単に過ぎ、これだけで性質のすべてを尽くすことはできないであろうが、核心的にはほぼ公平な判断が示されていると見てよいのではなかろうか。師輔について最も好意的であるのは、想像される作者の立場からいって当然考えられることであるが、『大鏡』（師輔）に「今行末も九条殿の御末のみこそ、とにかくにつけて、広ごり栄えさせ給はめ」といっているように、九条家一流の繁栄した時代一般からいって当然のことである。

と述べている。

師輔は、その日記『九暦』によれば、生前は大病と言うべきものはなかったようにみえる。天暦二年六月十七日条に、

捨薬（瀉薬の意か）を服するにより不参。丑刻紅雪三両、紫雪三両を服すも微々たり。仍って辰刻又紫雪二分を服し、捨（瀉か）五度を得たり。

と記し、天暦三年三月二十一日条にも、

寅刻紫雪二分、紅雪四両三分を服す。六度拾〔捨イ〕快に似たり。

と紫雪や紅雪を服用し「六度拾〔捨イ〕似レ快」と記している。紫雪は『太平恵民和剤局方』によれば、

脚気毒内外に遍し、煩熱解けず。口中瘡を生じ、狂って叫走し易く、瘴疫毒により卒死し、温瘧五尸五疰、心腹諸疾、疔刺切痛を療す。

と言われ、紅雪は、紅雪通中散として、

> 煩熱、黄疸、脚気、温瘴を治し、酒毒を解き宿食を消し、三焦を開き、五臓を利し、精神を爽かにし、毒熱を除く。

と記している。

当時の人々が、これらの薬をいかなる病気に使用したかは明らかでないが、師輔の使用例から推測すると、あるいは下剤として使用したのではなかろうか。それとも二次的に瀉下の作用があったのか、明らかでないが、捨は瀉の意味に解し、下剤として使用されていたと考えるのが妥当であろう。

師輔は天暦二年十二月十六日条に「以㆓唐僧㆒令㆑見㆑病事」と記しているが、いかなる病状であったのかわからない。

また天徳四年正月一日には、

> 仰を蒙る之後心神忽悩む。仍て参上に堪えず、九条に罷り出ず。

と記し病悩に苦しんだが、翌二日は病気の記述はない。したがって大した病気ではなかったのであろう。師輔はこの年の五月四日に死亡しているが日記は四月三日まで記され、その間師輔の病気は、以上のごとく、きわめて軽症のものであったことが察せられる。師輔の死亡に関し、『栄花物語』「月の宴」には、

> かゝる程に、九条殿悩しうおぼされて、御風などいひて、御湯茹などし、薬きこしめして過させ給ほどに、まめやかに苦しうせさせ給へば、みやも里に出でさせ給ぬ。男君達あまたおはすれど、

またはかぐ〳〵しくおとなしきもさすがにおはせず、中におとなしきは、中将などにておはするもあり。（中略）いかに〳〵と、おほやけよりも御修法など行はせ給ふ。いとめでたき御幸に世の人も申思へり。天徳四年五月二日出家せさせ給て、四日うせさせ給ぬ。御年五十三、たゞ今かくしもおはしますべき程にもあらぬに、口惜しう心憂く、惜しみ申さぬ人なし。

と、師輔が風病にかかり、薬を飲んだり、湯治などをしているうちに重くなり、ついに五月二日出家、四日死亡したというのである。師輔の死因は明らかでないが、おそらく風邪がこじれて肺炎でも併発したのであろう。

師輔の死亡に関しては『扶桑略記』天徳四年五月二日条に、

辰刻、勅使主殿頭時経右大臣の病を問う。兼ねて出家実否を訪う。午刻、右大臣東宮大進時柄を以て奏せしめて云う。年来の本意の上、病危急に依り、今日出家すべき者也。報勅して云う。縦本意有も、忽ち出家事如何。東宮未だ成人せず、又訓導すべき人なし。病痾に至っては平否量り難きも、猶暫く入道の事許し難し。右大臣奏して云う、素懐を果さん為め出家の由奏せらる、須らく重ねて勅を待つべしと。乃ち之を行うと雖も、病火急に依る。剃髪已畢る。

と記し、同月四日条には、

壬寅。前右大臣藤原朝臣師輔、年五十三、九条第に薨ず。

と記している。五月四日、師輔薨去のことは『日本紀略』にも記されている。

3　藤原伊尹

伊尹《これただ》・兼通・兼家らはいずれも師輔の子であり、伊尹が長兄であった。伊尹は伯父、実頼の死後摂政となり天禄三年（九七二）に死亡した。時に四十九歳。『栄花物語』「花山たづぬる中納言」の巻には、

かくて一条摂政殿の御心地例ならずのみおはしまして、水をのみきこしめせど、御齢もまだいと若うおはしまし、（中略）内に参らせ給ふ事なども絶えぬ、世の歎きとしたり。九月ばかりの程なり。（中略）かやうに、いかにいかにと一家おぼし歎く程に、天禄三年十一月の一日かくれ給ぬ。

と、伊尹が水だけを飲んでいたが、ついに死亡したと記している。水を多量に飲む病気を、当時、飲水病と称していた。飲水病は口渇がはげしく、ために多量の水を常に飲む病気で、現今の糖尿病にあたるものである。

伊尹の症状がはたして糖尿病であったかどうかは、これだけでは決定し難いが、すでに九月以前より水を飲んでいたとすれば、一応、糖尿病と考えるべきであろう。なお、飲水病についてはすでに前項で述べたので参照されたい。

4　藤原兼家

伊尹の死後、兼通・兼家が、摂政の座をめぐって互いに争い、ついに兼通が村上天皇皇后安子に請

い、関白は兄弟の順序によるべき旨の書付けをもらいうけ、関白内大臣となった。兼家は兼通より四歳の年下であったが、兄兼通を越えて正三位中納言となっていた。そのころ、兼通は漸く参議正四位下となったばかりであり、したがって伊尹のあとは当然兼家が摂政となるはずであった。しかし兼通は兄弟の順たるべきを主張し、一躍関白となったのである。ために兼通・兼家の兄弟仲は悪く、兼通は今までの恨みを晴らすべく兼家の昇進をとどめ、ついに病気重態となるや、最後の除目《じもく》を行なって、兼家を治部卿に左遷し、後任関白には実頼の子頼忠を奏請し、やがて死亡した。ときに貞元二年（九七七）、五十三歳であった。

兼家は治部卿に左遷され、一時悶々の生活を送っていたが、ようやく天元元年（九七八）右大臣となり、寛和二年（九八六）摂政、ついで太政大臣・関白となったが、正暦元年（九九〇）七月二日、六十二歳でこの世を去った。兼家は、平安貴族の中で最も自由奔放に生きた人で、生涯多くの妻妾を持ち、精力絶倫であり、その妻妾となったものは、松村博司氏（『栄花物語全注釈』一）によれば、

摂津守藤原中正女時姫（道隆・道兼・道長・超子・詮子母）

陸奥守藤原倫寧《ともやす》女（道綱母）

町小路の女

参議源兼忠女（女子母）

中宮亮藤原忠幹女（道義母）

大宰大弐藤原国章女（対の御方・近江？　綏子《すいし》母）
村上天皇皇女保子内親王
中将御息所（藤原懐忠女？）
権北の方（大輔、超子女房）

となっている。『栄花物語』「さまざまのよろこび」の巻には、

かゝる程に、大殿の御心地悩しうおぼしたれば、よろづに恐しき事にて、殿ばらも宮もし残させ給事なし。この二条院物のけもとよりいと恐しうて、これがけさへ恐しう申す。様々の御物のけの中に、かの女三の宮の入り交らはせ給も、いみじうあはれなり。「猶所かへさせ給へ」と、殿ばら申させ給へど、この二条院を猶めでたきものにおぼしめて、聞しめし入れさせ給はぬ程に、御悩いとどおどろ〳〵しければ、東三条院に渡らせ給ひぬ。（中略）御悩まことにいとおどろ〳〵しければ、五月五日の事なればにや、（中略）太政大臣の御位をも摂政をも辞せさせ給。猶その程は、関白などや聞えさすべからんと見えたり。猶いみじうおはしませば、五月八日出家せさせ給。（中略）かゝる程に、大殿の御悩、よろづかひなくて、七月二日うせさせ給ぬ。誰もあはれに悲しき御事をおぼしまどはせ給事限なし。今年御年六十二にぞならせ給ける。

と記しているが、ただ病悩と言うだけで、いかなる病気であったかは明らかにしていない。しかし村上天皇皇女保子内親王が生前つれなかった兼家をうらみに思われ、怨霊となって兼家を苦しめたと言

うのは、前述のごとく奔放な兼家の女性関係を物語るもので、情事関係で「もののけ」が現われてくるのは、この兼家がおそらくはじめてであろう。なお、米山千代子氏は（『王朝の女系図』）兼家を軽躁病質者としているが、はたしてこのように考えるべきか否かにはなお疑問の余地があろう。

5　藤原道隆

道隆は藤原兼家の長子、道長の兄である。天暦七年（九五三）に生まれ、正暦元年（永祚二年＝九九〇）、父兼家死亡のあとをうけて摂政、正暦四年関白となった。長徳元年（九九五）四月十日、四十三歳をもって薨じた。

『栄花物語』「みはてぬゆめ」には、

はかなく年も暮れて正暦五年といふ。いかなるにか今年世中騒しう、春よりわづらふ人々多く、道大路にもゆゝしき物ども多かり。（中略）かゝる程に冬つ方になりて、関白殿水をのみきこしめして、いみじう細らせ給へりといふ事ありて、内などにもおさ〳〵参らせ給はず。（中略）かくて関白殿、水きこしめす事やませ給はで、いと恐しうて年も暮れもてゆく。（中略）関白殿の御心地いと重し、四月六日出家せさせ給ふ。あはれに悲しき事におぼし惑ふ。北の方やがて尼になり給ひぬ。さるは内大臣殿、昨日ぞ随身など様々えさせ給へる。かくて「あはれにいかに〳〵」と殿の内おぼし惑ふに、四月十日、入道殿うせさせ給ひぬ。あないみじと世のゝしりたり。

と記している。

正暦五年は九州を伝染源とした疫病が流行した年で『日本紀略』には、

去四月より七月に至る京都の死者半を過ぐ。五位以上六十七人。（正暦五年七月条）

今年、正月より十二月に至り、天下疫癘最も盛なり。鎮西より起り、七道に遍く満つ。（正暦五年十二月条）

と記され、その他『本朝世紀』『扶桑略記』等にも同様のことが記されている。いかなる病気であったかは明らかでないが、松村博司博士は疱瘡かと推定されている（『栄花物語全注釈』一、四八〇頁）。この年の冬ごろから道隆は水を盛んに飲むようになり、ひどく痩せ、ついに長徳元年（九九五）になっても水を飲むことはかわらず、四月十日に四十三歳の生涯をとじたのである。

『小右記』長徳元年四月十一日条には、

入道関白殿、去夜亥時許、入滅せらると云々。遠資朝臣又告送して云う、戌時許入滅す者。時年卌三

と記している。道隆が水ばかりを飲み、やがて羸痩して死亡したということは、まず、糖尿病にかかっていたと推定してよかろう。

道隆については、『大鏡』第四巻「内大臣道隆」の項に、

このおとゞは。《これ》東三条のおとゞの御一男なり。御母は、女院の御おなじはらなり。関白になりさかへさせたまて六年ばかりやおはしけん。大疫癘の年こそうせ給けれ。されど、その御やまひに

てはあらで、御みきのみだれさせ給にしなり。をのこは上戸ひとつの興のことにすれど、すぎぬるはいと不便なるおり侍や。祭のかへさ御覧ずとて、小一条大将、閑院大将とひとつ御くるまにて、むらさいのにいでさせ給ぬ。からすのついゐたるかたをかめにつくらせ給て、興あるものにおぼして、ともすれば御みきいれてめす。けふもそれにてまいらする。もてはやさせたまふほどに、やう〳〵すぎさせたまてのちは、御くるまのしり、まへのすだれみなあげて、三所ながら、御もとゞりはなちておはしましけるは、いとこそみぐるしかりけれ。（中略）たゞしこの殿、御酔のほどよりはとくさむることをぞせさせたまひし。（中略）それに、このとの丶御上戸は、よくおはしましける。その御こゝろのなをはりまでもわすれさせたまはざりけるにや、御やまひづきてうせたまひけるとき、にしにかきむけたてまつりて、「念仏申させ給へ」と人〳〵のすゝめたてまつりければ、「済時、朝光なんどもや極楽にはあらんずらん」とおほせられけるこそ、あはれなれ。つねに御心におぼしならひたることなればにや。

と記している。

道隆は大の上戸党で、道隆が死んだのは病気のせいではなく、酒の中毒によるものであると言い、道隆の酔体をいろいろと記し、死ぬときも、皆のものが西方に向けさせ念仏をとなえるようすすめたが、道隆は昔の飲友達の済時や朝光らと、あの世で飲みくらべをやろうと言ったと言う。このように道隆は、すこぶる酒を愛していたが、深酒を嗜む割合に、端然として態度を崩さず、しかも、彼の性格は至って豪放で磊落であり、しかも洒脱な人物で、生来、冗談や戯言《ざれごと》をたいへん好み、人情にも厚い人柄であった。また、彼は端正な容貌を持ち、陰険な術策を弄したり、微妙な権謀をめぐらしたりするような、摂関政治の取引きなどに堪えうる性格ではなかったと河北騰氏（『栄花物語研究』）は述べている。

道隆の子伊周《これちか》もまた糖尿病を病んでおり、糖尿病の遺伝のあったことが想像される。現代医学においても糖尿病の遺伝は顕著に認められるところである。

6　藤原伊周

伊周は前述のごとく道隆の長男とも次男とも言われ、天延二年（九七四）に出生した。道隆は伊周を深く愛し、そのため伊周は長徳元年（九九五）には内大臣となった。道隆の没後、叔父道兼と争い、関白の座は道兼に占められたが、間もなく道兼は死亡した。やがて、道長の策動のため長徳二年大宰権帥に流され、長徳三年大赦によって帰京したものの、このごろすでに道長は左大臣の職にあり、伊周は、もはや家運挽回の術もなく、失意のうちに寛弘七年（一〇一〇）、三十七歳で没した。

『栄花物語』「はつはな」の巻には、

帥殿（伊周）は日頃水がちに、御台などもいかなる事にかとまできこしめせど、怪しうありし人にもあらず、細り給にけり。御心地もいと苦しう悩しうおぼさる。うちはへ御斎にて過させ給し時は、いみじうこそ肥り給へりしか、今は例の人の有様にて過させ給へど、かゝる御事をいかなる事にかと、心細しとおぼさるゝまゝに、松君の少将何事にも人より勝りておぼさるゝも、「如何はならんとすらん」と、あはれに心苦しうおぼし歎くも、理にいみじう、あらぬ世をあはれにのみおぼさるゝも、げにとのみ見え聞ゆ。

と、伊周が、どうしたことかと思われるほど、たくさん食事をとりながら、水を絶えず飲み、やせて来た。以前、僧家の食事と同じような精進料理をとっていたときには、よく肥えていたのに、このごろは痩せて来て、苦しう悩ませられるのは、どうしたことかと記している。伊周は自分の病気の悩みよりも、子の道雅が自分の死後、どうなることかと心配していたというのである。このように、食事を十分摂りながら、羸瘦が目立ち、しかも渇のため水を飲むのは、明らかに糖尿病の症状であり、伊周が父道隆と同じように糖尿病にかかっていたことを物語っている。

さらに同書には、

帥殿もかたち、身の才、世の上達部に余り給へりとまでいはれ給つるが、年頃の御物思に、肥りこちたうおはしましつるをこの月頃悩み給て、やゝうち細り給へるが、色合などの更に変り給はぬをぞ、人々恐しき事に聞ゆる。（中略）遂に正月廿九日にうせ給ぬ。御年卅七にぞおはしける。

と、寛弘七年（一〇一〇）正月二十九日に死亡したと記しているが、ここでは伊周が、かねて肥っていたが物思いに悩み、そのためやせられたが、顔色などは健康なときとまったく変っていなかったと記している。

『大鏡』は、

いまのみかど・春宮《とうぐう》さしつゞきむまれさせ給にしかば、よをおぼしくづをれて、月ごろ御やまひもつかせたまて、寛弘七年正月廿九日、うせさせ給にしぞかし。御年卅七とぞうけたまはりし。かぎりの御やまひとても、いたうくるしがりたまふこともなかりけり。「御しはぶきやまひにや」などおぼしけるほどに、をもりたまひにければ、修法せんとて、(下略)

と、伊周は後一条天皇及び東宮(後朱雀天皇)も引続き、道長の女彰子の腹に産まれたので、とうてい家運の挽回も叶わず、境遇を悲観して幾月か重い病に臥せられていたが、最後のときまで気管支炎ぐらいに軽くおもわれていたというのである。なお伊周の死亡を『栄花物語』『大鏡』は寛弘七年正月二十九日とし、『日本紀略』は正月二十八日としている。

伊周の病状を肺結核と米山千代子氏(『王朝の女系図』)は述べているが、はたしてそのように解し得るかどうか議論の余地があろう。

伊周は、『栄花物語』「浦々の別」に、

御かたちとゝのほりふとり清げに、色合まことに白くめでたし。かの光源氏もかくや有けむと見奉る。

と記しているごとく、きわめて美貌の持ち主で、光源氏にも匹敵するほどの美青年であった。また、漢学・和歌に長じた教養の高い青年であったが、政治手腕は皆無に等しく、政権の行方をめぐって焦慮の余り花山院を射つごとき大不敬事件を惹起し、次第に病的な程に偏執的な性癖が著しくなり、ついに恨みをのんで三十七歳を一期としてこの世を去ったと川北騰氏は述べている。

前述のごとく米山氏は伊周の病状を肺結核と診定しているが、おそらく『大鏡』の記述を基とし、伊周が糖尿病を病み、加うるに長期にわたる咳病をわずらったがため、このように考えられたのであろうが、はたして『大鏡』の記述が実事なりや否やにも問題があり、肺結核と断定することには躊躇せざるを得ない。

7　藤原隆家

隆家は道隆の子、伊周の弟にあたる。天元二年（九七九）に生まれ、正暦五年（九九四）従三位となり、参議に列せられ、翌六年（＝長徳元年）権中納言となる。長徳二年（九九六）、兄伊周と謀って従者に花山法皇を射させた罪により出雲権守におとされたが、翌年赦されて召還され、長保四年（一〇〇二）兵部卿となり、長和三年（一〇一四）、眼疾を癒すためみずから望んで大宰権帥となり、その後長暦三年（一〇三九）再び大宰権帥となって四年在住し、寛徳元年（一〇四四）正月一日、六十六歳で没した。

隆家の眼病は長和元年ごろに初まったらしく、『御堂関白記』長和二年正月十日条には、

只皇后宮大夫一人候せず。是去年突目に依り、月来篭居也。

とあり、隆家が去年突目のため籠居していたことを記している。「突目」がいかなるものか明らかでないが、一般に突目と言えば眼の外傷をさすものである。したがって隆家は長和元年何かの事情で突目をしたことが推定される。

『小右記』長和二年九月八日条には、

夜に入り権中納言隆家来り談じて曰く、所労の目十分の七八は減ず、深く鎮西の興有り。

とあり、この年九月ごろには隆家の眼病も大分よくなってきたが、なお十分恢復せず、このころ鎮西に有名な眼の医師のあることを聞き、九州に行き眼の治療を受けようと考えていたのであろう。

ついで『小右記』は、

按察納言(隆家)示し送りて云う、昨日より精進、二十九日熊野へ参るべく、帰洛の期は三月に及ぶべし。或いは云う、目猶減無しと云々。(長和三年正月二十日条)

と、隆家が眼病のため熊野に参籠し、その平癒を祈ろうとしたことが記され、さらに、

夜深按察使納言布衣を着て来る。熊野に参るの事を談ず。亦目頗る減ずと雖も出仕すべからず。都督の望み尤だ深し。此間陳ぶる所甚だ多し。(長和三年三月六日条)

と、熊野に参詣し、目の所労も大分減じたが、なお出仕することは不可能であり、九州へ赴き治療のため大宰権帥の職を望みたいと時の大納言藤原実資に意中を打明けたのである。

『栄花物語』「たまのむらぎく」には、

はかなく月日も過ぎもて行きて、この隆家中納言は、日頃めをいみじう煩ひ給ひて、よろづ治し尽させ給けれど、猶いと見苦しくて、今はことに御交ひなどもし給はず、あさましくて篭り居給ぬ。（中略）かゝる程に、大弐（平親信）辞書といふ物、公に奉りたりければ、我も〳〵と望みのゝしりけるに、この中納言「さばれ、これや申てなりなまし」とおぼし立ちて、さるべき人々にいひ合せなどし給へるに、「唐の人はいみじう目をなんつくろひ侍。さておはしましてつくろはせ給へ」と、さるべき人々も聞えさせければ、内にも奏せさせ給ひ、中宮にも申させ給ければ、いと心苦しき事にみかどもおぼされけるに、大殿（道長）もまことにおぼされば、こと人にあるべき事ならずとてなり給ひぬ。十一月の事なれば、さはなり給へれど、今年などはおぼし立つべきにもあらず。いみじうあはれなる事に世人も聞ゆ。

と、隆家は、近しい人々と相談し、目を治療するため大宰権帥となって九州へ赴くことを望んで許可されたと言うのである。『公卿補任』にも十一月大宰権帥に任ぜられたと記され、『小右記』長和三年十一月七日条に「還御後陣に於て除目有り。中納言隆家を大宰帥に任ず」と記している。その後隆家は九州に留ること五年、寛仁三年十二月に権帥を拝辞して帰京することになるが、この間、どのような治療を受けたかは明らかでない。このように隆家は長和元年（三十四歳）のころから眼疾に悩んでいた。『御堂関白記』は前述のごとく突目と記しており、おそらくその原因は眼の外傷と考えるべきであろう。

8　藤原道長

王朝時代の藤原貴族と言えば、誰しもがまず頭に思い浮かべるのは、

この世をばわが世とぞ思ふ望月の

欠けたることのなしと思へば

と歌って、わが世の春を謳歌した御堂《みどう》関白藤原道長であろう。この歌から想像される道長は、いかにも堂々たる体軀を持ち、物質的にも精神的にも満ちたりた立派な人であったように思われる。矢野太郎氏も、道長はおそらく相当骨格の逞しかった人であろうと想像している（『小右記』解説〈史料大成〉）。

しかし、『小右記』に記されている当時の道長は、飲水病（糖尿病）に悩み、眼病（白内障）に苦しみ、しかも胸病と言う特殊な病気にかかって呻吟《しんぎん》すると言う、いかにもみじめな状況にあり、これが、あの栄華を誇った道長の姿かと驚かざるを得ない哀れな状態にあったのである。道長が望月の歌を詠じて一家三后の栄を誇ったのは寛仁二年（一〇一八）十月十六日のことで、当時道長は五十三歳であった。このときからおよそ五ヵ月前の五月二十一日条の『小右記』には「近日枯槁殊に甚だし。去年より陪す。又一昨胸病発動す。悩み若しむの間弥々無力也」と記し、当時道長が痩せ衰えていたことを明らかにしているが、それより前、五十一歳の長和五年（一〇一六）五月には、しきりに水を飲み、しばしの間もこれを止めることができず、『小右記』は「紅顔減じて気力無し、慎ませらるべきに似たり、其

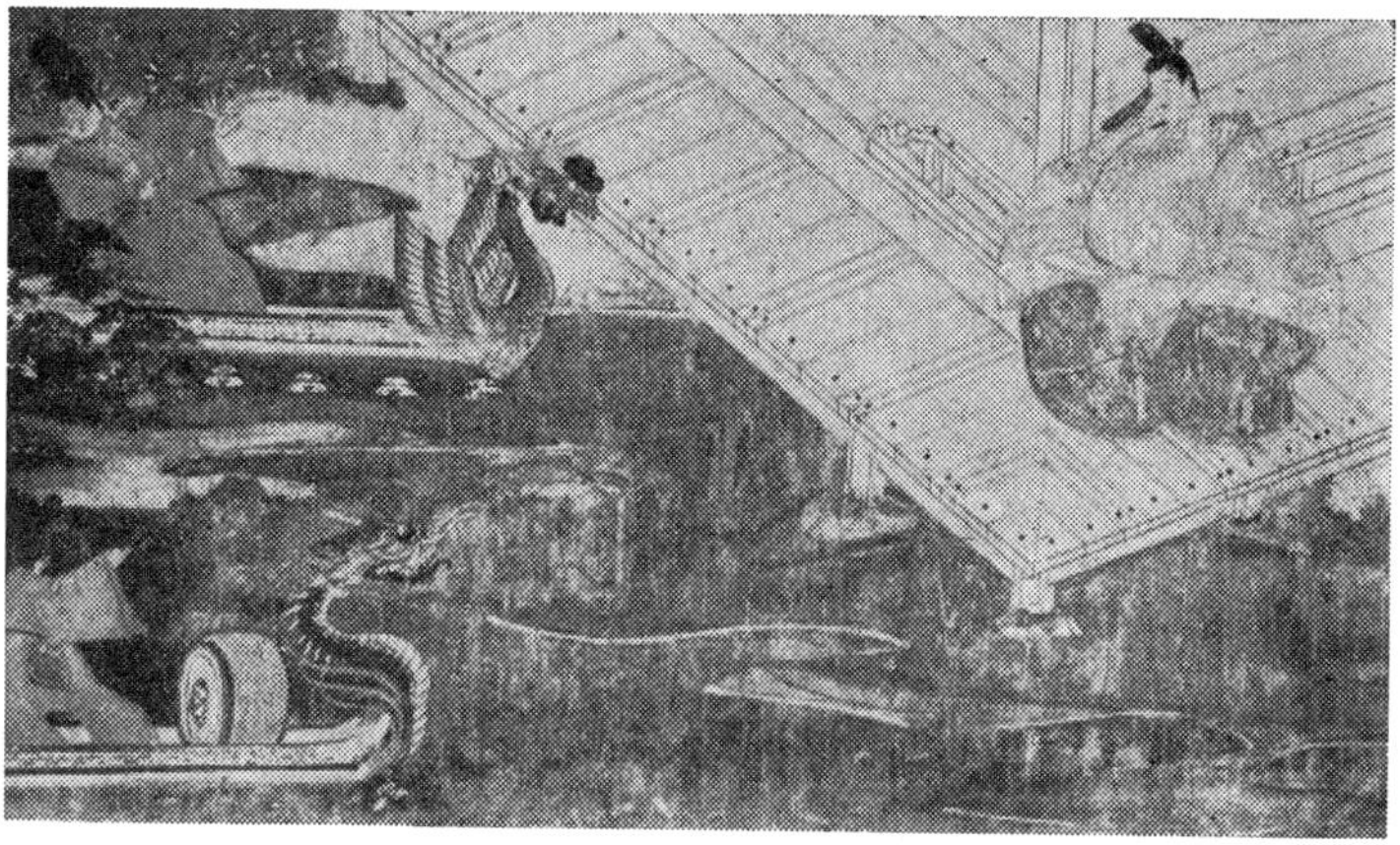

図10　藤原道長(右)(「紫式部日記絵巻」)

期遠からざるか」と阿闍梨頼秀が密かに実資に告げたとし、また望月の歌をうたった翌日の十月十七日の『小右記』には道長の視力が衰えていたことを記している。栄華の絶頂にあった道長の健康は、実にこのような状況にあったのである。以下、道長の病状についてさらに詳しく検討してみよう。

道長の青年時代の健康状態は明らかでない。しかし道長は紫式部の『源氏物語』の主人公光源氏のモデルとさえ言われているほどで、おそらく当時は健康にも恵まれた美青年であったことであろう。三十四、五歳から五十歳に至るまでは、時々痢病や咳病・風病にかかっているが、いずれも一時的な病気で、とくに大患と言うべきものはなかった。四十七歳の六月には瘧病を患っているが、これも約一ヵ月ほどで癒り、そのための後遺症などもなく、この時代は一応健康にも恵まれ、持病と言うほどのものもなかった。しばしば訶梨勒丸を服用しているが、これとても特殊な病気があったのではなく、いわば養生薬とも言うべきものであろう。なお、訶梨勒については前項、三条天皇の項で詳述したので参照されたい。

このように、五十歳ごろまでは比較的道長も健康であったが、長和四年(一〇一五)閏六月十九日、厠から帰る路において足を踏みはずし、打橋から地面に落ち足を怪我した。足の痛みに歩くことも出来ず、約二ヵ月の治療を受け、漸く癒った。

ところが翌長和五年五月ごろ(五十一歳)から、道長はしきりに渇を訴え、水を飲むようになった。『小右記』の同年五月二日条には、

摂政車に乗り御行に従う。悩気有るに依って、河原より退帰せらる。飲水数々、暫くも禁ずべからずと云々。

とあり、ついで五月十日条にも、

摂政殿卅講請僧阿闍梨頼秀来る。密語して云う。講説の間仏前に坐せられ、中間必ず簾中に入り給う。若しくは飲水歟。紅顔減じて気力無し。慎しませらるべきか。其期遠からざるか、余の思う所、朝の柱石なり。尤だ惜しむべし。

と記している。すでに、このころ道長は顔色も悪く、無気力な状態にあったものと思われる。ついで十一日、道長が語ったところによれば、すでに三日ごろからこのような症状があり、口が乾き、昼夜の別なく水を飲むが、食事は減ることもないので医師達は熱気のせいと言うが自分(道長)は、年来豆

汁や大豆煎、蘇密煎《そみつせん》、訶梨勒丸等を常に服用しているのでそのためであろうと語ったと『小右記』に記されている。

道長は、このように口が乾き水を多量に飲むのは豆汁や大豆煎・訶梨勒の故とのみ思いこんでいたが、他の人が道長の顔色をみると、ひどく憔悴して疲れた様子が明らかで、病気であることは間違いなかろうと思っている、と記している。道長は口渇を癒すために茶を飲んだり、杏《あんず》をなめたり、柿汁や葛《くず》の根などを服用し、多少渇はうすれたようであった。世間の人々は摂政ともあろう人が葛の根を食べることに驚き、葛は飢饉のとき下々の百姓どもが食べるものだと言って笑っていたと言う。

ついで十八日の『小右記』には、道長の水を飲むことは漸く止ったが「枯槁の身体未だ尋常ならざる如し」と記され、加持に上った心誉律師が実資に語った話として、夢の中に故観修大僧正及び上﨟《じょうろう》僧らが現われ、道長の命は今年は大丈夫だが明年は必ず死ぬであろうと告げたと言う話を記している。

このように、道長は飲水病にかかっていた。すでに前項に述べたごとく、飲水病は今日の糖尿病であり、口渇を訴えて多量の水を飲み、しかも漸次羸痩して無気力の状況となることは周知の通りである。しかし道長は、これを病気と思わず、したがって『御堂関白記』にも、飲水病のことについてはまったく触れていない。

このように糖尿病に悩む道長に、さらに「胸病」と言う病気が襲ってきた。『御堂関白記』の寛仁二年四月九日条に「亥時許りより胸病に悩み甚だ重し。丑時許り頗宜し」と記され、ついで十日、十一日、十二日と「心神不覚」「心神猶不覚」「心神雖不宜」と、いったんは癒ったもののなお気分はすぐれなかったようである。ついで閏四月十六日には「心神尚悩み不覚、夜法性寺五大堂に入る」とあり、記事はきわめて簡単であるが、夜分法性寺《ほっしょうじ》に移ったのは、苦しみがよほど強かったからであろうと想像される。

これについて『小右記』は、同月十六日条に、

去夜胸病重く発す。已に存すべからず、今猶堪え難き者あり。少時にして退出す。今夜大殿北方を引率して法性寺に参らせらると云々。御胸未だ平損せざる歟。

と記し、ついで翌十七日条には、

法性寺に参詣（中略）左将軍即ち来り太閤の命を伝えて云う。昨日午後重く悩ませらる。仍って俄に思い立ち参らせらる。乗車の後御胸平復す。但し御心地頗る悩気有り。（中略）大殿の御心地太だ悩み思しめす。去夜悩み給うの間、叫び給う声甚だ高く、邪気に似たり。

と、十六日夜、道長の苦悩の状況を記している。苦しさの余り道長が大声を上げ、その声は高く叫ぶがごとくであったと言うのである。この胸病の発作はその後も頻りに起こり、ことに閏四月二十四日条の『小右記』には、

按察大納言（中略）及び他卿多く参入す。簾前にて雑事を談ぜらる。尋常の如し。幾ばくを経ず俄に御胸病発動し、重く悩み苦しみ給う。声太だ高く叫ぶ如し。僧等相集りて加持す。霊気人に移

　りて平復せらる。

と記され、多くの公卿達と平常のごとく雑談をしていたとき、突然胸病が襲来し、大声をあげて叫び苦しんだが、やがて僧侶達が加持をすると漸くおさまったと言うのである。このような胸病の発作は、四月九日以来六月末までに約三十回に及んでいる。いかに頻回に発作が起こり、道長がその都度苦しんだかがうかがわれる。しかし七月以後には、このような発作も一時静まったようで『御堂関白記』には、これを記していない。もっとも『小右記』は七月以降九月末まで脱落しており、はたして道長に胸病の発作がなかったと言い得るかどうか疑問であろう。

かくて、十月十六日に至って道長の女威子は後一条天皇の中宮に立たれ、道長は一家三后の栄を誇り、前述のごとき望月の歌を詠じたのである。しかし、このときすでに道長は眼病にかかり、視力が衰えていたのであった。『小右記』の十月十七日条には、

　大殿清談せられ、次いで目見えざる由を言う。近づくも則に汝の顔殊に見えず。申して云う、晩景と昼の時と如何。仰せて云う、昏時と白昼に因らず、只殊に見えざる也。

と、人の顔さえ、はっきりと見難いまでに道長の視力は衰え、『御堂関白記』にも道長自身十一月六日条に、「東河に出で解除、是れ月来の間目明らかならず、仍て祓する所也」と記している。

このように道長は、糖尿病に苦しみ、眼病を患い、しかも胸病に悩み、こうした中で望月の歌を詠じているのであって、道長の栄華も実は表面的なもので、実際には肉体的にも精神的にもいかに苦悩

にみちた状況であったかを推察することができよう。

前述のごとく、一時小康を保ったかのごとくに見えた道長の胸病は、この年も暮れようとする十二月二十八日に再び起こり、『小右記』同日条には、

大殿午剋許御胸を悩み給う。夜に入り退出せらる。只今殊の事坐さず。

とあり、さらに二十九日条には、宰相資平をして道長の病を問わしめたところ、

昨日内に候するの間、未剋許り、胸病発し為術無し。晩に臨み頗宜し。仍って退出す。是れ熱発也。

と返事のあったことを記している。『御堂関白記』によれば、越えて翌寛仁三年（一〇一九）一月十日にも胸病の発作が起こり、ついで、この年六月までに約十四、五回の発作があったことが『小右記』によって察せられる。その後は、このような胸病の発作も比較的少なく、寛仁四年（五十五歳）のとき二回、治安三年（五十八歳）のとき三回ほどあったのみである。

しからば、道長の持病ともなった胸病とは如何なる病気であったか、これについて検討を試みよう。一般に胸病と言えば、すでに前項にも述べたごとく呼吸器系の病気である。前述のごとく道長は糖尿病を患っており、したがって、これに随伴する胸部疾患といえば、まず結核性疾患を考えるべきであるが、道長の胸病が、これに該当しないことは、その症状よりみて容易に了解し得ることである。また、道長のごとく発作的に襲来する胸部疾患としては、喘息《ぜんそく》が考えられるが、これも症状が異なって

いることは言うまでもない。喘息の主要症状は咳嗽と呼吸困難であるが、このような症状は、道長の記録にも『小右記』にも認められない。したがって道長の胸病が呼吸器系の病気でなかったことは明らかである。

当時の人々が胸病と言う病気の中には胸部にある臓器の病気が含まれていたことは前項に述べた。呼吸器系以外の胸部の臓器と言えば、言うまでもなく心臓である。突然として襲来し、苦悶感の甚だしい心臓の病気は、周知のごとく心筋梗塞《しんきんこうそく》、狭心症と言われる病気であるが、これらは極めて重篤な病気で、多くは一、二回の発作によって死の転帰をとるもので、発作が頻回にわたってくり返し起こるごときことはあり得ない。したがって、このような病気も道長の病状より否定することができる。

しからば、心臓の病気であって比較的生命に危険を及ぼすこともなく、発作的に襲来し、胸内苦悶感を伴う病気と言えば、まず心臓神経症と呼ぶ病気であろう。この病気は突然に脈搏が増加し、心臓の鼓動もはげしく、ときには呼吸困難や苦悶感を伴い、病人はまさに死地に追いやられるごとき不安感を持つものであるが、多くの場合、短時間に、これらの症状は減退する。しかも、このような発作は、しばしば頻回にわたって襲来するものである。前述のごとく道長の病状はまったくこれに一致している。道長は発作の襲来とともに叫ぶがごとく大声をあげて苦しみ、暫くすると旧に復していることが前記日記によって明らかに認めることができる。もっとも『小右記』の記述は藤原実資がみずから道長の病状をみて記したものでなく、多くは伝聞を記したもので、その記述に多少の誇張があったかも知れないが、この記事によって道長の病状をおよそ想像することができる。

このような病気は、自律神経のアンバランスに基づくもので、性格的には神経の過敏な神経質な性格の所有者に多く認められ、しかも、肉体的・精神的に過労の状況にあるとき起こることが多い。道長の性格が神経質であったかどうかは明らかでないが、彼は僧侶の説教に感激して涙を流すほど多感な性格であり、しかも余命覚束なしと悲観するなど、けっして剛放な性格の持ち主であったとは考えられない。しかも糖尿病に悩んで羸瘦し、きわめて無気力の状態にあり、加うるに白内障のため著しく視力も減退していたときである。彼にかかる肉体的・精神的重圧のいかに重かったかを容易に推察することができる。

しかも、当時の政治情勢はきわめて複雑であり、漸く三条天皇の譲位、敦明親王の皇太子辞位によって、道長は所期の目的を達したとは言うものの、道長の精神的苦痛は甚だしいものがあったと想像される。このようなときに道長の胸病が起こったのである。症状・誘因等を併せ考えるとき、道長の胸病が、このような心臓神経症であったとみて、まず間違いはあるまいと思われる。

つぎに、道長の飲水病すなわち糖尿病について考えてみよう。道長が糖尿病にかかった原因が何であったかは、もちろん、これを明らかにすることはできない。しかし道長の兄道隆は、『栄花物語』の記事によって糖尿病にかかっていたことは明らかであり、道長の父の兄伊尹にも、これを認めることができる。父の兼家については明らかでないが、当時の藤原家に糖尿病患者の多かったことは事実で、一応遺伝的な素因があったことは十分認められる（なお、糖尿病については前項、飲水病の項を参照されたい）。さらに道長の視力減退について検討してみよう。矢野太郎氏は『小右記』解説（史料大成本）において、

道長は或は近視眼では無かった（か）と思はれる。それは万寿四年八月廿三日の条に、「関白云、金泥経、禅閤先年書二一巻一、其後目不レ明、不レ被レ書二了一、他人書」とあり、之だけでは、たゞ眼力の衰へた為とも見えるが、他の条に前田家の古写本中にあったが、何年か記憶せず其子右大臣頼宗が非常の近眼で、或公事の際物に突当って顚倒した記事があるから、（頼宗が常に公事に失錯した一つはこの為めである）彼是を併考へてさう察せられるのである。

と述べている。道長の視力の衰えたのは前述のごとく五十三歳のときで、道長に仮に近視があったとしても、この年齢ともなれば老眼となり、かえって近くのものもよく見えるはずであり、むしろ視力が増加するのが当然である。したがって、道長の視力の減退を近視と考えることは当を得ていない。

当時の医師達は道長の視力の衰えを夜盲症と考えたのであろうか、道長に魚肉をとるようすすめている。道長はこの間のことを、寛仁三年二月六日条の日記に、

心神常の如し。而し目尚見えず。二三尺相去る人の顔見えず、只手に取る物のみ之を見る。何ぞ況や庭前の事をや。陰陽師・医家魚肉を食うべしと申す。月来間、之を用いず。（中略）仍って五十日仮三宝に申し、今日より之を食う。思い歎くこと千万念。是れ只仏法の為也。身の為に非ず、慶命僧都をして之を申せしむ。今日より肉食の間、法華経一巻を書くべし。

と記している。道長は医師らのすすめによって魚肉を五十日間だけとることとしたが、すでに月来魚肉を断っていたときだけに、その禁を破ることは仏に申し訳がないが、止むを得ぬことだから、せめてその間『法華経』の書写をして罪の償いをしようと言うのである。この日記にみるごとく、すでにこのころ道長の視力は、二、三尺離れた人の顔を弁別することができず、ただ手にとってみることができるだけと言うのであって、視力の衰えの甚だしいのを知ることができる。道長は翌三月まで日記を続けているが、その後はほとんど要点のみを簡略に記しているのみで、日記の態をなしていない。これをもって道長の視力の衰えの甚だしいのを知ることができる。

このように道長の視力の減退は、寛仁二年(一〇一八)の十月ごろにはじまり、翌三年二月には相当高度に達していたことがわかる。前述のごとく、医師達が魚肉をとることをすすめたが、夜盲症でなかったことは前述寛仁二年十月十七日条の『小右記』にあるごとく夜間も差のなかったことによっても明らかで、魚肉の効果のなかったのも当然である。しからば、道長の視力の減退は何によって起るかと言えば、まず考えられることは白内障である。白内障がこのような年齢に起こりやすく、しかも糖尿病に併発しやすいことは周知のことである。もちろん道長の眼病についての詳細な記述があるわけでも、臨床所見が記されているわけでもなく、したがって一応白内障と推定することが最も妥当と言うに過ぎない。

西洋で糖尿病に視力障害と失明の来ることを最初に記載したのは一八一四年であり、白内障をはじめて記したのは一八三四年のことであり、東洋で糖尿病による視力障害を最初に記載したのは元代の人李東垣（一二一五年没）で、『蘭室秘蔵』に、

消渇、大便閉渋し乾燥結硬し兼ねて温飲を喜ぶ。陰頭短縮す。舌燥き、口乾き眼渋り開き難し。黒処に浮雲の如きものあり。

と記されていると鈴木宣民氏（『日本医史学雑誌』第十六巻一号）は述べている。わが国では既に道長がこのように、糖尿病に白内障の併発した症状を明らかにしているのは興味あることと言うべきであろう。

道長はこのように多くの病気に悩みながらようやく万寿四年（一〇二七）を迎えた。この年の六月ごろから病気になり一時は飲食も受けつけず、十月五日には道長薨去の噂さえとんだ。これは皇太后藤原妍子が崩ぜられ、射場始めの年中行事が中止されたのを、人々が道長死亡と早合点したからであった。しかし、道長は十月二十八日ごろから痢病にかかり、十一月十日には失禁状態となり、しばしば衣服を汚ごすようになった。十三日には道長平癒を祈って非常赦が行われた。道長は病床にあって念仏を唱えていたが、その声を聞いた人々は、道長が死んだからと感違いしてまたまた道長死亡の噂がひろがり、市中は大騒動となったと『小右記』は記している。ついで二十一日ごろから飲食は受けつけず、下痢もまた多く、衰弱は増すばかりで、きわめて危険な容態となった。加うるに背中に癰ができ、二十四日には道長の意識は朦朧となり、酒に酔ったような有様で、またまた道長死亡の噂が流れた。背中の癰は乳房ほどに大きくなり、道長はしきりに首をふるようになった。医師の和気相成は、癰の毒

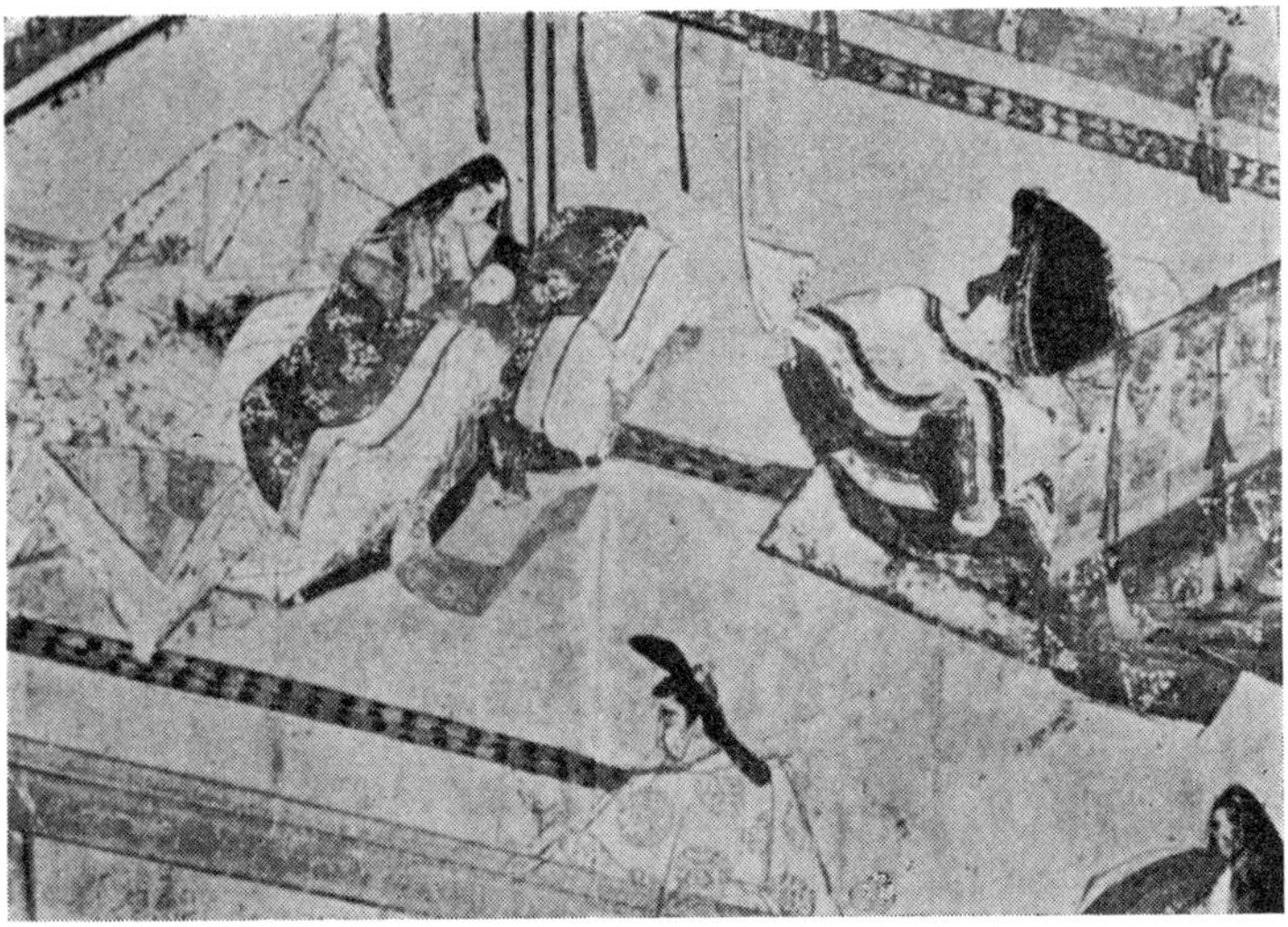

図11 藤原道長及び倫子（左）（「紫式部日記絵巻」）

が腹に入ったからだと説明したと言う。

かくて二十四日の夜、道長は天台座主院源のすすめに従って、阿弥陀堂の中央正面に移った。二十六日には後一条天皇も法成寺《ほうじょうじ》に行幸になり、したしく病床の道長をお見舞になり、法成寺に封戸五百戸を賜った。倫子は二十九日夜、陰陽師《おんみょうじ》加茂守道に命じ、招魂祭を行わせた。これは道長の魂が身体から離れて浮遊しているので、もう一度道長の身体にひきもどそうとする祈禱である。当時、道長の意識はまったく不明であったことが想像される。この祈禱によって道長の意識が恢復したのであろう。守道はその功によって褒賞を受けている。三十日、和気相成に癰に針をさし膿を出すよう命ぜられた。相成は今日忌日で針をさすことは出来ないが、来月四日ならよろしかろうと答えたが、そのときこの分では恢復されることは難しいと語ったと言う。この日、中宮権大夫が実資に語った言葉にも、もはや両三日はもつまいと言うことであった。十二月二日、医師の丹波忠明に、癰に針をさすよう命ぜられ、忠明は針をさしたが膿血が少し出ただけで、道長は痛さにたえかねて悲鳴をあげ、その苦しむ声はいかにもあわれで、いよいよ死期も近づいたと、その場に居合わせた朝源律師は実資に語っている。三日の夜、死亡したようにみえたが、なお手足を動かす気配があり、かくて四日の寅の刻（午前四時ごろ）ついに六十二年の生涯を閉じたのであった。

『栄花物語』は道長薨去の有様を、

すべて、臨終念仏おぼし続けさせ給。仏の相好にあらずより外の色を見むとおぼしめさず、仏法の声にあらずより外の余の声を聞かんとおぼしめさず。後生の事より外の事をおぼしめさず。御目には弥陀如来の相好を見奉らせ給、御耳にはかう尊き念仏をきこしめし、御心には極楽をおぼしめしやりて、御手には弥陀如来の御手の糸をひかへさせ給て、北枕に西向に臥させ給へり。（中略）又の日も「今や〳〵」と見えさせ給へれど、事なくて過ぎさせ給ぬ。ついたち四日巳時ばかりにぞうせさせ給ぬるやうなる。されど御胸より上は、まだ同じ様に温かにおはします。猶御口動かせ給は、御念仏せさせ給と見えたり。（中略）夜半過ぎてぞ冷え果てさせ給ける。

と記している。『栄花物語』は、道長の一生を美化し、道長が大徳人であったごとくに記し、その臨終も、いかにも悟った人の美しい最後のように記しているのであるが、実は、前述のごとく癰の痛さ

略系図9

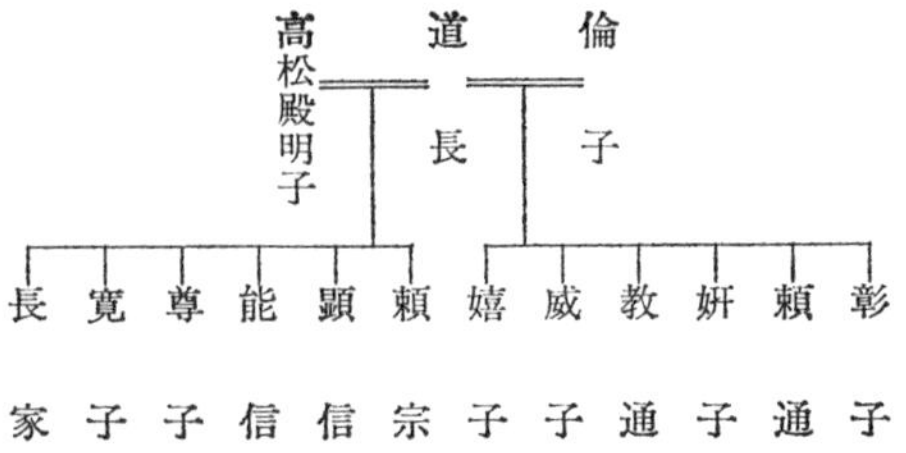

に耐えかね、苦しみの中に生涯を閉じたのであった。

これについて松村博司博士（日本思想大系月報5、「往生要集と栄花物語の道長臨終記事」）は、

道長自身阿弥陀堂を臨終の間とし、息を引きとるまで念仏を唱えていたことも『小右記』に見えるところであるから、病苦に呻吟したことは事実であり、また〈鶴の林〉にいう程の安静さは得られなかったにしても、『要集』（『往生要集』）に説く臨終行儀を借用した単なる創作とは見られない。（中略）要するに『栄花』は、臨終の道長を能う限り美化して描きはしたが、『要集』の臨終行儀の借用によって事実無根の事を虚構したということはできないというべきであろう。

と述べ、『栄花物語』に記された道長臨終の記事が必ずしも事実無根ではなく、道長は病苦に悩みながらも、なお、きわめて平静に念仏三昧に死を待っていたようであるとしている。

いずれにしても道長の一生は、政治的・社会的にみれば、御堂関白として権勢並ぶものもなく、一家三后の栄を誇ってわが世の春を謳歌した恵まれた生涯であったであろう。しかし、医学的にみれば、糖尿病に侵されて身体は痩せ衰え、白内障のため視力は減退し、しかも度重なる胸病の発作に苦しめ

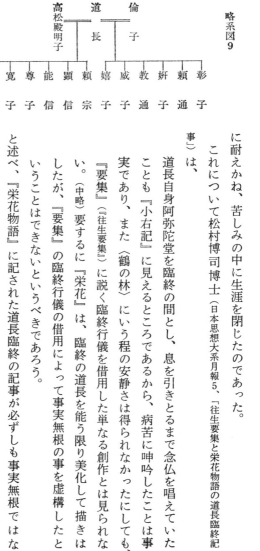

られ、最後は癰の苦痛に呻吟してこの世を去ったのであって、きわめてみじめな生涯であったと言わねばならぬが、もし救われたとすれば、彼がこうした苦しみの中に阿弥陀仏を観想し、念仏三昧に死を待ち、弥陀の手に引かれて極楽往生をとげたことであろう。

9 藤原頼通

頼通は道長の長子、母は倫子、正暦三年（九九二）に生まれた。寛仁元年（一〇一七）父道長のあとをうけて摂政となり、同三年関白となり、後一条・後朱雀・後冷泉天皇の三代五十二年にわたって摂関の地位にあった。頼通は女寛子をいれて後冷泉天皇の后としたが皇子が生まれなかった。治暦四年（一〇六八）、後三条天皇が即位せられたが、天皇の御母は陽明門院禎子内親王であって、藤原氏と関係がなかったため、頼通は外祖父の地位を得られず、摂関家衰退の因をなしたと言われている。治暦四年、関白の地位を教通に譲り、延久四年（一〇七二）出家、永保元年（一〇七四）八十三歳の高齢で、この世を去った。

頼通は永承七年（一〇五二）、宇治に平等院を建立し、翌年境内に阿弥陀堂（鳳凰堂）を建立した。当代浄土教美術の代表的遺産とされている。

頼通は幼時から病弱で、長和四年（一〇一五）十二月、二十四歳の折、疫病にかかり、頭痛・発熱のため苦しんだ。その状況を『小右記』は、左大将去る八日より頭打身熱に悩み苦しむ。就中、昨一昨重く悩む。今日軽重を聞かず。時行の疑あるにより不断読経を行う。（長和四年十二月十二日）

と記している。父の道長も頼通の病状を心配し、さっそく馬を諸社に奉幣して平癒を祈った。頼通の病気は、一時は時行（疫病）かと疑われたほどであったが、幸いにして事なく済んだ。

さらに頼通は、寛仁元年（一〇一七）十一月にも風病にかかり（『左経記』十一月二十四日条）、ついで寛仁二年五月、また風病を患った。『小右記』は、

大殿去夜頗る悩気御坐します。又摂政も悩ませらると云々。（中略）宰相晩に臨んで来りて云う。摂政殿に参る。風病発動の由。（寛仁二年五月十七日条）

と記し、『左経記』も五月十六、十七日に「摂政悩気有り」と記している。

このころ道長は、前述のごとく胸病に悩み、苦しみの余りしばしば大声を発して叫ぶごとき有様であり、しかも糖尿病・白内障に苦しめられていた。頼通も身体の枯槁甚だしく、胸病発動し、身体いよいよ無力と歎いていた。道長・頼通と父子二人が共に病床に呻吟すると言うあわれな状況にあった。ついで、寛仁四年七月、二十九歳のとき、頼通は瘧病（マラリヤ）にかかった。『小右記』は、

関白（頼通）午剋許、悩み発せらる。（寛仁四年七月二十一日条）

関白知足院へ参る。瘧病を祈らせらる為也と云々。（同七月二十五日条）

関白重く発し給う。今夕入道殿相共に法性寺五大堂へ参らせらる。今日発悩による。入道殿歎息

極り無し。（同七月二十七日条）

と、頼通の瘧病平癒のため、道長は頼通を同道、法性寺五大堂に参詣したが、道長は頼通の病悩に対し「歎息極り無し」と嘆いたのである。しかし、頼通の瘧病は軽症であったのか、法性寺参詣の功があったのか、二十八日には発作も起こらず、平癒したようである。

『左経記』は前記頼通の病気について、

関白殿御悩の為め、彼殿に於て、九口僧をして七箇日を限り不断仁王経を読ましむ。（寛仁四年七月二十三日条）

禅林僧正深覚、暁より候せられ加持し奉る。已に発せられ給わず。晩景に及んで牽出物馬二疋、又入道殿より御馬一疋有り、上下道俗随喜限り無し。日頃御悩有り、久しく御歩なし、種々の御祈甚だ多々也。頗る減気有るの旨、又日来瘧病に悩ませられ給う。方々治術を施すと雖も更に其験無し。而して僧正掲焉、其験を施さる。誠に随喜すべし、随喜すべし、夜に入り帰宅す。（同年七月二十六日条）

伝え聞く、関白殿又悩み発せられ給う。夜に入り、入道殿相共に法性寺五大堂に詣でられ給うと云々。（同七月二十七日条）

風聞す、関白殿法性寺に篭らせ給うて以来、瘧病已に発せられ給わず。（同八月六日条）

とあり、七月二十六日、禅林僧正の加持を受け、その日は熱発がなかったとて、ひとえに加持の功験の結果と馬を引出物に贈り、「随喜々々」と喜んだのも束の間、翌二十七日には再び発作が起こり、道長は前述のごとく頼通を伴い法性寺に参詣したのである。

このようにマラリヤの発作日に発作がなかったのは加持の賜物と僧侶も手柄顔をし、病人達もそのお蔭と喜ぶのが、当時の実情であり、僧侶の祈禱もまさに運次第と言うべく、これが加持の本態と言えるであろう。

その後万寿二年、三十四歳のとき、頼通はまた風病を患った。『小右記』万寿二年三月八日条には「風病重く発し相逢う能わず」と記し、同十二日条にも「風病未だ癒えず」と記している。

さらにその翌年正月にも風病にかかり、十日余を経ても治癒せず、よって除目を延引した（『左経記』万寿三年正月二十七日条）。その後三十八歳の長元二年（一〇二九）九月十二日にも軽い病気にかかり、いったん恢復したかに見えたが、九月十四日夜、どうしたことか気絶状態となり、漸く蘇生すると言うことが起こり、頼通は、このため関白を辞任しようとした。この間の事情を『小右記』長元二年九月十五日条に、

去夜二時許、五体已に冷え気絶ゆ。其の後漸く蘇生す。（中略）夜に入り頼弁来りて云う、明日関白、左大臣関白幷びに随身を辞するの表を上らるべし。関白命じて云う、更に返し給うべからず、一度に収納せらるべき也。余答えて云う、摂政関白の表は必ず勅答を賜う、亦一度に収むべからざるもの也。（下略）

とあり、かくて関白辞任は許されず、そのまま職にとどまり、大赦を行なった（『公卿補任』）。病気は十八日に至っても治癒せず、『小右記』同日条には、「今日頗る悩気有り、隔日に悩ませらるか」と記している。この病気は漸く九月二十八日に至って平癒した。したがってその本態は、あるいは瘧病であったかも知れない。この間、頼通は九月二十五日にも辞表を出しており（『公卿補任』）、よほど心身共に疲労していたものと思われる。

ついで長元四年（一〇三一、四十歳）二月十六日にも病気に悩み、『小右記』には、関白が除目を始めるころ心神が甚だ苦しいと言われたと記し、関白の顔をみると、いかにもひどく憔悴されているように見えたと記している。その後長元五年正月にも風病を病み、寛徳元年（一〇四四）五十三歳の折、長男通房を悪疫のため失った。このころ、頼通も長く病床にあり、『栄花物語』「くものふるまひ」の巻には、

世中いと騒しう心閑ならぬに、関白殿春より久しく悩みわたらせ給に、四月になりては少しよろしくならせ給に、大将殿（通房）世中の御心地煩はせ給けり。七日といふにうせさせ給ぬ。あさましなども世の常なる事をこそ。今年ぞ廿にならせ給ける。

と記している。この年の悪疫流行について『扶桑略記《ふそうりやくき》』には、

長久五年甲申、正月初より六月季に至る。疫病殊に盛なり。死骸路に満つ。

と死亡者の多かったことを記しているが、どのような病気であったかは明らかでない。なお、このとき頼通が天下に大赦を行なったことが『扶桑略記』長久五年（寛徳元年）五月八日条に記されている。

このように頼通は、たえず病気を患いながら、さした大病もなく、よく長寿を保ち、承保元年（一〇七四）二月二日、八十三歳の高齢をもってこの世を去った。『栄花物語』「布引の滝」の巻には、

宇治殿（頼通）重く悩みわたらせ給へば、いつとなき御事に過ぎつるを、遂に二月二日にうせさせ給ぬ。左大殿（師実）、皇太后宮など、おぼしめし歎かせ給さまおろかならず。右大殿も、年頃の御恩の程おぼしめすに、劣らぬ御心の中なり。高倉殿ゝ上、一宮などもいかゝおろかには。八十余世の一の人にておはしましつる御蔭に隠れつる人〴〵いくそかは、高きも短きも、釈迦仏の隠れ給へる折の有様に劣らず涙を流したり。

と記し、一族の者が頼通の死を悼み悲しんでいる様を記している。

10　藤原実資

藤原実資は、藤原時代中期の廷臣、参議斉敏の子で、祖父実頼の養子となってあとを継いだ。安和二年（九六九）従五位下となり、のち従一位右大臣にのぼった。当時、藤原道長全盛のころで、道長に対抗し得るただ一人の公卿であった。実資の政治上の活躍については、すでに多くの史書に記されているので省略することとし、本項においては、主として彼の病歴について検討することとしたい。

実資には円融天皇、天元元年（九七八）から後一条天皇、長元五年（一〇三二）に至る五十五年間にわたる日記があり、世にこれを『小右記』と言い、また『野府記』『小記』『小右相記』『続水心記』等と

もよばれている。

それによると実資は九十歳近くまで生存した長寿者であっただけに、きわめて健康にめぐまれ、在世中、とくに大病と言われる病気にはかかっていない。永延元年（九八七）五月、三十一歳の折、痢病を患い、赤痢のごとき症状あり、はじめは一日十回あるいは十二回にわたる下痢になやみ、訶梨勒丸を服用し、ほとんど六月一杯を治病に要している。

三十三歳及び三十四歳の折には風邪にかかり頭痛を訴え、発熱があった程度で大したことはなかった。長保元年（九九九）四十三歳の折にも九月十四日、風病にかかり、「身熱辛苦、（中略）今日飲食殊に受けず」と記しているが、早朝沐浴を行い、夜蓮舫阿闍梨に加持せしめたが、この沐浴のせいか、翌日は身熱はとれたが頭痛が甚だしく、証空・覚予阿闍梨らに祈禱を行わせ、ついで十六日には陰陽師に命じ鬼気祭を行わしめた。翌十七日に至って漸く「暁方より心神例に復す」と記している。

長和二年（一〇一三）五月七日（五十七歳）の記事によれば、六日夕方から頰が腫れてきた。寸白の疑があると記している。このときは、比較的早く癒ったのか、あとのことは記していない。しかし、寛仁元年（一〇一七）八月二十九日（六十一歳）には左の頰が腫れ、ついで十月十六日にも、また左の頰が腫れ、寸白の所為であると言われた。さらに翌二年十二月十七日には顔も腫れ、二十二日条には、「日来、余、寸白身に遍く御仏名《ぶつみょう》に参る能わず」と記している。頰腫は、俗に「お多福風」と言う耳下腺炎を言うのか、それとも他の腫物を言うか明らかでない。

ついで、寛仁三年三月十三日にも寸白を患ったが、このときは「背聊有レ熱」と記しており、今までの寸白とは変った症状であった。医師定延に診せたところ、硫黄をつけるか石を充てよと教えた。しかし実資は、むしろ支子(くちなし)をつけたがよいと考え、これをつけたところ多少効果があった。十四日に至り医師丹波忠明及び和気相法に診せたところ、石をもって冷すことは「猛治」と言うべきで、むしろ、くちなし又は雪草の汁をつけたがよいと教えた。二十四日に至り寸白のため再び苦痛甚だしく、早朝より湯治を行い、薏苡《よくい》湯を用い、蓮葉に塩を交ぜて煮たものをつけ、また唐雄黄をつけ漸く癒ったようである。薏苡は「はとむぎ」のことである。この煎剤は、漢方では皮膚良性腫瘍ことに「いぼ」を除去したり、関節の腫張をとるのに用いられている(寸白については前項参照のこと)。

寛仁四年(一〇二〇)十月二日、六十四歳の時、牛乳を飲み、「清食間為レ得ニ気力一」と記しているが、当時、道長もまた蘇蜜を服用していたごとく、牛乳あるいはその製剤は一種の栄養剤と考えられていたのであろう。

また、寛仁元年(一〇一七)九月十二日には蜜蜂の巣をとり、これを嘗めて極めて甘かったと言い、それを茶碗に瀉し二合をとったと記し、蜂蜜の甘さに驚いている。

治安三年(一〇二三、六十七歳)のころから、しばしば訶梨勒丸三十丸を早朝服用しているが、これは一種の下剤として用いたのであろう。同年十一月十六日条には訶梨勒二十丸を服用し、日頃の腹中のかたまりもとれ、夜、腹中がサッパリしたと記し、同十八日条にはさらに二十丸を服用したが下らなかった。しかし、忠明はこれ以上のむなと言ったと記している。

実資が訶梨勒を服用したのは、十五回に及んでいる。訶梨勒は、すでに述べたごとく、わが国においても、奈良時代から貴薬として使用されていた。しかし、このころの訶梨勒丸は『小右記』正暦四年（九九三）五月二十四日条に、明杲《めいこう》と言う僧侶が実資に訶梨勒丸を所望したのに対し、目下牽牛子（朝顔の種子）が手許にないのでつくれないと、典薬頭清原滋秀が言ったと返事をしている。このように訶梨勒丸は、船載のものだけでなく、これに、いろいろな薬を加えて、典薬寮で製薬していたものと思われる。

実資が医学に深い関心を持っていたことは、日記の中に、病気に関する記載の多いことによっても知り得るが、ことに当時随一の権力者であり、実資の好敵手とも言うべき道長の病状あるいは道長のため多くの苦杯をなめさせられた三条天皇の御病状を前述のごとく詳細に記述している。したがって、自分の病状も前述のごとくくわしく記しているが、彼はまたみずから医薬を所持し、これを公家・僧侶らの請に応じ与えていた。前述のごとく明杲より訶梨勒丸・生薑煎を求められ、万寿二年（一〇二六）三月十四日には林懐僧都より、五体腫れ、寸白に悩み、檳榔子《びんろうじ》を求め得なかったため、実資に檳榔子を恵与されるようにとの懇請を受けている。さらに同年八月十八日には、左大弁もまた訶梨勒・檳榔子を実資に求めている。檳榔子もまた檳榔の果実で当時、寸白の治療薬として用いられていた。このように医療に関心を持ち、みずから医薬品を保有していただけに、万寿二年十一月、時の内府、藤原教通の子供が赤斑瘡《あかもがさ》を患っていると聞き、冬季に入り、このような病気が流行することは未だ聞いたことがないなどと、彼独特の医学的知識を記述している。

実資の病状記載のうち、ことに詳細をきわめたものは、彼が治安三年(一〇二三)九月三日、作業場で倒れ、左の頬に一寸ほどの疵を受けたときの治療経過である。実資はこの年は重厄の年であり、この怪我を強くおそれていたが、さらに顔面の怪我であったため傷痕の残ることを心配していた。実資は怪我をしたとき、さっそく侍医和気相成の手当を受け、地松葉・蓮葉等の湯液で疵を洗い、五日後には、この液に柳を加えて洗った。もちろん、当時のこととて消毒や縫合の行われなかったことは言うまでもない。

九月十一日、医師丹波忠明に疵をみせた。忠明は柳と蓮の湯液で洗えと教えたが、十四日に至り頬が腫れてきたので、蓮葉湯のみで治療せよと相成が指示した。ところが、その夜夢のお告げがあり、温かい蓮葉湯のため熱気がこもって腫れるのであるから、支子(くちなし)をつけ、冷たい蓮葉湯を用いよとのことであった。さっそく夢のお告げに従ったところ効果が現われ、腫もひき、赤味もうすらいできた。十八日には和鷹の糞・胡粉・蜜をまぜて傷にぬり、蓮葉湯で毎日二回冷やした。傷口も小さくなり、大きさも三、四分となった。傷を受けてから侍医の和気相成は、寸時も傍を離れず看病したので家族も感謝し、翌二十二日には褒美として馬一頭を与えた。

閏九月一日、再び夢の中に薬師如来が出てきて、石榴《ざくろ》皮を焼いて傷につけ、桃核の汁で洗えと教えた。実資は、これを聞き、「随喜之心不レ知二喩方一」と喜んでいる。さっそく忠明をよび、これをつけた。忠明は桃核汁をつけることはよいが、石榴皮のことはよく調べてお答えしようと言い、やがて、石榴皮はこの際用いぬがよい、桃核汁は効果があると返事をした。

翌三日、相成が来たので夢想のことを話した。相成は桃核汁は良薬であり、石榴皮は焼いて炭にして用いよと進言した。やがてその効があったのか傷も癒え、痕もまったく目立たず、実資は三宝の冥助によって感涙禁じがたしと喜んで日記に記している。

このように当時の外科治療は、特別な外科療法が行われたわけでなく、湯液をつけたり、桃核やくちなしの汁をつけたりするような、対症的療法であり、自然治癒を待っていた。したがって実資の場合は、幸運にも化膿もせず、瘢痕《はんこん》も残らなかったが、必ずしも、いつもこのようになるとは限らない。その都度、医師の治療法の適・不適が論ぜられ、運がよければ医師は名医と言われ、恩賞にも預り得るが、運が悪ければ庸医と言われ、面目を失するようなことがしばしばあったようである。

このほか、実資の病気としては痔病にかかったり、寸白のため蛭飼いを行なったりしていたが、とにかく八十九歳で死亡するまで、それほどの大病にかからなかったのは彼自身の頑丈な体格にもよることであろうが、また、一面、彼が医学に深い関心を持ち、健康保持に留意し、病気の治療に専心したからであろう。

11　『中右記』にみえる人々

藤原保実・同隆宗　この両名は、康和四年(一一〇二)三月四日酉刻(午後六時ごろ)の同時刻に、しかも同じ病気の悪瘡にて死亡したと伝えられている。『中右記』同年三月四日条には、

大宰権帥保実卿本正三位前中納言酉刻薨ず。年四十二。又前近江守隆宗朝臣も同刻に卒去すと云々。共に是れ悪瘡也。

保実卿は実季大納言の第二男にして、母は経平の女也。上皇御宇の時、五位蔵人並びに頭少将、中将を経。(中略)此春中納言職を辞し大宰権帥に任ぜらる。正月より背瘡を労して起たず、今日以て薨去すと云々。

と記している。前記悪瘡と記しているのはおそらく背部にできた癰のことであろう。

藤原実兼　『中右記』天永三年(一一一二)四月三日条に、

下人来りて云う、去夜々半一﨟蔵人実兼頓滅す、年廿八。実兼は故越前守季綱朝臣の二男也。(中略)件人頗る才智有り。一見一聞の事忘却せず。仍って才芸年歯を超え、昨日殿上に候し夜前家に帰る。夜半頓滅し了ぬ。誠に希有の事歟。人々の寿命宛も霜の如し。昨は朝廷に仕え今黄泉に帰る。嗟哀哉、之を見之を聞くもの、何ぞ道心を発せざらんや。

と記し、実兼が朝廷から帰宅して、たちまち死亡したと記している。前から何か病気があったのか、

あるいは脚気衝心のごときものか、死因は明らかでないが、頓死とは確かに希有のことであり、ことに才智人に秀れた青年であるだけに、人々が驚くのも無理はなかろう。

藤原信通　信通は民部卿藤原宗通の長男、父宗通は保安元年(一一二〇)七月、飲水病に癰が併発して死亡した。信通は父の死後僅か半年もたたぬ十月二十一日、瘧病にかかり、二十九歳の若さで死亡した。信通は琵琶を弾き、また横笛の名手として名が高かったため、その死が惜しまれた。『中右記』保安元年十月二十一日条には、

下人告げて云う、此午時許、左宰相中将信通薨ず。年廿九。従三位也。故民部卿の長男也。(中略)今年七月民部卿の喪に遇い、解に服す。其間瘧病数月発するの程、自力尽き了る。未だ任に復せざるの間、今日逝去也。生死無常、老少不定と雖も、父子公卿の人となり、一年の内に薨逝す。未だ此例有らず。小記録なし。琵琶を弾き、横笛を吹き頗る家風を伝う。予て少々催馬楽を伝う。是一家を為すに依る。今日已に露命を失う。誠に哀哉。

と記している。

二　后妃女院

平安朝ことに藤原摂関時代の女性貴族が短命であったことは、多くの古記録によってこれを証する

氏名	死亡年	年齢
重明内親王藤原寛子	天慶八年	四〇
斎宮英子内親王	同　九年	二六
普子内親王	天暦元年	三八
醍醐天皇女御藤原述子	同	一五
太皇太后藤原穏子	同　八年	七〇
左大臣師輔室雅子内親王	同	四五
師輔室康子内親王	天徳元年	二九
尚侍藤原貴子	応和二年	五九
皇后藤原安子	康保元年	三八
前斎院婉子内親王	安和二年	六九
冷泉上皇女御藤原懐子	天延三年	四〇
円融皇后藤原媓子	天元二年	三三
円融上皇女御尊子内親王	寛和元年	二〇
村上天皇女御徽子女王	同	五一
宗子内親王	同　二年	二三
前斎院規子内親王	同	三八
保子内親王	永延元年	三九
花山法皇女御藤原姚子	永祚元年	一九
前斎院輔子内親王	正暦三年	四〇
前斎院楽子内親王	長徳四年	四七
花山法皇女御婉子女王	同	二七
太皇太后昌子内親王	長保元年	四〇
尚侍藤原綏子	寛弘元年	三一
村上天皇女御荘子	寛弘五年	七九
資子内親王	長和四年	六一
左大臣雅信室藤原穆子	同　五年	八六
太皇太后藤原遵子	寛仁元年	六一
当子内親王	治安二年	二三
一条天皇女御藤原尊子	同	三九
皇后藤原娍子	万寿二年	五四
東宮妃尚侍藤原嬉子	同	一九
皇太后藤原妍子	同　四年	三四
藤斎院選子内親王	長元八年	七二
中宮藤原威子	同　九年	三八
中宮藤原嫄子	長暦三年	二四
脩子内親王	永承四年	五四
藤原道長室倫子	天喜元年	九〇
一条天皇女御藤原義子	同	八〇
後朱雀天皇女御藤原生子	治暦四年	五五
上東門院藤原彰子	承保元年	八七
良子内親王	承暦元年	四九
中宮藤原賢子	応徳元年	二八
藤原頼通室隆姫女王	寛治元年	九三
尚侍藤原真子	同	七二
右大臣顕房室源隆子	同　三年	三六
皇后馨子内親王	同　七年	六五

ことができる。これら女性の薨卒年齢を表示すると、右表のようである（死亡年齢不詳を除く。辻善之助著『大日本年表』による。さきに『平安時代医学の研究』に収載したものを補訂した）。

このように、当時の女性の平均死亡年齢は四七・三歳で、奈良・鎌倉時代よりも低く、その原因は彼らの日常が非衛生的生活によることもあるが、また、早婚・夜宴等にも大きな影響のあったことは拙著『平安時代医学の研究』において詳論した。しかし、当代女性早世の原因が必ずしも早婚の弊にのみ帰することには問題があるとしても、年少の女性が体格も定まらず、骨格も整っていないときに結婚し、つづいて起こる妊娠・出産等の肉体的・精神的負担が、いかに有害であったかは言うまでもなかろう。

以下、古記録に記された当代女性貴族、殊に藤原氏出身の后妃・女院の病気の実態について検討をすすめてみよう。

1　藤原安子

村上天皇女御安子は康保元年（九六四）四月二十九日、選子内親王出産後、御年三十八歳にて崩ぜられた。この状況を『栄花物語』「月の宴」には、

かゝる程に后の宮、日頃たゞにもおはしまさぬを、いかにとおぼしめさるゝに、怪しう、悩しうのみ、常よりも苦しうおぼさるれば、（中略）かゝる程に、御悩猶をどろ〳〵しうなりまさらせ給

へば、（中略）さま〴〵耳かましきまでの御祈ども、験見えず、いといみじき事におぼし惑ふ。御もの〻けどもいと数多かるにも、かの元方大納言の霊いみじくおどろ〳〵しく、いみじきけはひにて、あへてあらせ奉るべきけしきなし。（中略）か〻る程に、おほかたの御心地よりも、例の御事のけはひさへ添ひて苦しがらせ給へば、いとゞ御しつらひし、御誦経など、そこらの僧の声さしあひたる程に、いみじう、宮は息だにせさせ給はず、なきやうにおはします。そこらの内外額をつき、押しこりてどよみたるに、みこいか〳〵と泣き給ふ。「あな嬉し」と思て、後の御事どもを思ひ騒ぐ程ぞいみじき。「や」との〻しる程に、やがて消え入らせ給ひにけり。かくいふことは応和四年四月廿九日、いへばおろかなりや。思やるべし。

と記している。中宮安子が御懐妊になり、悪阻《つわり》に苦しまれるや、数々の修法や読経が行われ、その平癒を祈った。月日のたつにつれ衰弱され、耳やかましいほどの御祈禱の数々も行われたが、なかなか恢復されなかった。そのうちに元方大納言の怨霊が現われ、中宮を苦しめた。

やがて中宮の産期も近づき、漸く御子がお生れになったが、中宮はそのまま応和四年（九六四）四月二十九日崩ぜられたと言うのである。中宮崩御のことは『日本紀略』応和四年四月条に、

廿四日、己巳、中宮皇女選子を産む。

廿九日、甲戌、中宮藤原安子主殿寮に崩ず（年卅八、皇太子母也）、産生の後、此事有り。

と記されている。

安子は右大臣藤原師輔の女、村上天皇の中宮となり第二皇子憲平親王を生んだ。天皇には大納言藤原元方の女祐姫との間に第一皇子広平親王があったが、憲平親王が皇太子となり、やがて帝位につき冷泉天皇となられたことは周知の通りである。このため元方及び祐姫は悲歎の涙のうちに死亡し、その怨霊が安子にたたって、出産の折、安子を苦しめたと言われている。

村上天皇と安子との間には冷泉天皇をはじめとし、為平親王・守平親王（円融天皇）・承子内親王等多くの御子があった。そのうち冷泉天皇のみが狂気の天皇といわれているが、はたして狂気であったかどうかは、前述のごとく疑問とすべきであろう。ただ村上天皇と藤原師尹の女芳子との間に生れた永平親王は、すでに述べたごとく小児自閉症の徴候があったが、はたして遺伝関係があったかどうかは明らかでなく、むしろ胎児期あるいは出産時の障碍にもとづくものと考えるべきであろう。

なお、女御安子の崩御について『村上天皇御記』には、応和四年四月二十九日巳刻、いったん崩御されたが、その後冷くなっていた身体も温くなり、呼吸も出て来て一時蘇生されたかに見えたが、間もなく崩ぜられたと記している。すなわち同記によれば、

今日巳刻同寮に終る。時に年三十八。后位に在ること七載、栄耀常に無し。（中略）未刻或人告げて曰く、中宮今の間蘇生すと云々。（中略）兼通朝臣申して云う、近侍女等薄沙を以て御面を掩う。而るに風□如き息歟。又御身冷えて畢ししに更に以て暖かに熱し。仍って即ち加持僧をして加持せしむ。（中略）伊尹朝臣等御胸頗る暖かなりと申す。事の疑有りと雖も更に憑むべきに非ずと

云々。

と記されている。天皇は、この事に疑問も持たれながらも、このような事もあったと記されている。はたして女御にそのような事があったのか、あるいは死後身体になお温りのあるのを蘇生したと近侍のものが誤ったのか、加持僧の功験を誇張したものか、いずれにしても天皇寵愛の女御であっただけに、いろいろな取沙汰があったのであろう。

2　藤原忯子

忯子は大納言藤原為光（師輔の子、伊尹の弟）の女、花山天皇の女御となり、天皇の寵愛を受けていたが、妊娠八ヵ月の身で病に倒れ、寛和元年（九八五）七月十八日、卒去された。忯子もまた妊娠にもとづく犠牲者であった。

『栄花物語』「花山たづぬる中納言」には、

かゝる程にたゞならずならせ給にけり。いといみじう、はかなき御果物も安くもきこしめさず。たゞ「まづ〳〵弘徽殿に」とのみ宣はすれば、御おぼえめでたけれど、大納言もかたはらいたきまでおぼしけり。（中略）はじめは御悪阻とて物もきこしめさざりけるに、月頃過れど同じやうにつゆものきこしめさで、いみじう痩せ細らせ給。（中略）かくて参らせたまへれば、あはれに嬉しうおぼしめて、夜昼やがて御膳にもつかせ給はで入り臥させ給へり。「あさましう物狂し」とまで内わたりには申しあへり。

と、天皇は、忯子が懐妊して果物なども容易にのどに通らないのをみて、まず弘徽殿《こきでん》女御（忯子）に食べさせよと申しつけられるほど御寵愛を示していらっしゃった。のちには、見舞に来られ、夜も昼も、食膳にもつかずに女御の部屋へ入っておやすみになることがあり、宮廷の中には余りにも常軌を逸したことと噂が立つようになったと、天皇の忯子への愛情の深かったことを記している。

一条殿の女御（忯子）は、月頃はさてもありつる御心地に、こたみ出でさせ給て後は、すべて御ぐしもゝたげさせ給はず、あさましう沈ませ給て、たゞ時を待つばかりの御有様なり。大納言泣く〳〵よろづに惑はせ給へど、かひなくて、妊ませ給て八月といふにうせ給ぬ。

かくて女御には、頭も持ち上がらぬほどの重態となり、ひたすら死期を待つばかりの有様となり、ついに妊娠八ヵ月の身でなくなられたと言うのである。女御の死を悲しまれた天皇が、やがて無常を感じて出家を志され、兼家らの奸計によってついに譲位されるに至ったことは史書にも明らかであり、前項にも述べたごとくである。

女御の死亡について『小右記』は寛和元年（九八五）七月十八日条に、

午時許弘徽殿女御卒すと云々。藤大納言為光朝臣女 此女御懐仁（妊）七ケ月に及ぶと云々。

と記し『日本紀略』もまた同日条に、

未剋、女御藤原忯子卒す。大納言為光卿女也。懐孕の間、日来病悩、天下これを哀む。件喪家、前播磨守藤原共政室町西春日北宅なり。

さらに、二十二日条には、「故女御怟子に従四位上を贈る」と記している。

3　藤原定子

定子は関白藤原道隆の女、伊周《これちか》・隆家の妹にあたる。正暦元年（九九〇）入内、女御となり、ついで中宮となった。一条天皇の御寵愛も厚かったが、長徳二年（九九六）、伊周及び隆家の従者が花山院を射奉った事件によって伊周らは罪に問われ、定子もまた出家した。『栄花物語』「浦々の別」には、

宮は御鋏して御手づから尼にならせ給ぬ。内には「この人々まかりぬ。宮は尼にならせ給ぬ」と奏すれば、「あはれ、宮はたゞにもおはしまさゞらむに、物をかく思はせ奉ること」と覚し続けて、涙こぼれさせ給へば、忍びさせ給。

と、中宮がみずから鋏で髪を切り尼になられたのを、一条天皇は、中宮が御懐妊の身であることを思われ、涙をかくし気の毒がられたと記している。しかし、その後、中宮は還俗せられて、また中宮となられた。『栄花物語』は、中宮と天皇との御対面の光景を、

さて宮に御対面あるに、御几帳引寄せていとけ遠くもてなしきこえ給へる程も理なれど、御殿油遠くとりなして、隔なき様にて泣きみ笑み聞えさせ給に、古に猶たちかへる御心の出でくれば、宮「いと〳〵けしからぬ事なり」など、万に申させ給へど、それをも聞しめし入れぬ様に乱させ

給程も、かたはらいたげ也。

と、中宮は御出家された事とて几帳をへだて、よそよそしく振舞われたが、天皇には昔にもどって愛情が湧き出て乱れさせ給う有様で、中宮もお困りになったと記している。

やがて、中宮は長保元年（九九九）十一月七日、皇子敦康親王を産まれ、こえて長保二年二月、さきに入内《じゅだい》した道長の女彰子は中宮に、定子は皇后となられたが、定子はこのころすでに懐妊の身であった。十二月十五日、媄子《びし》がめでたく誕生されたが、皇后は産後まもなく崩ぜられたのである。この状況を『栄花物語』「とりべ野」は、

長保二年十二月十五日の夜になりぬ。（中略）かゝるほどに御子生れ給へり。女におはしますを口惜しけれど、さばれ平かにおはしますを勝ることなく思ひて、今は後の御事になりぬ。額をつき騒ぎ、よろ

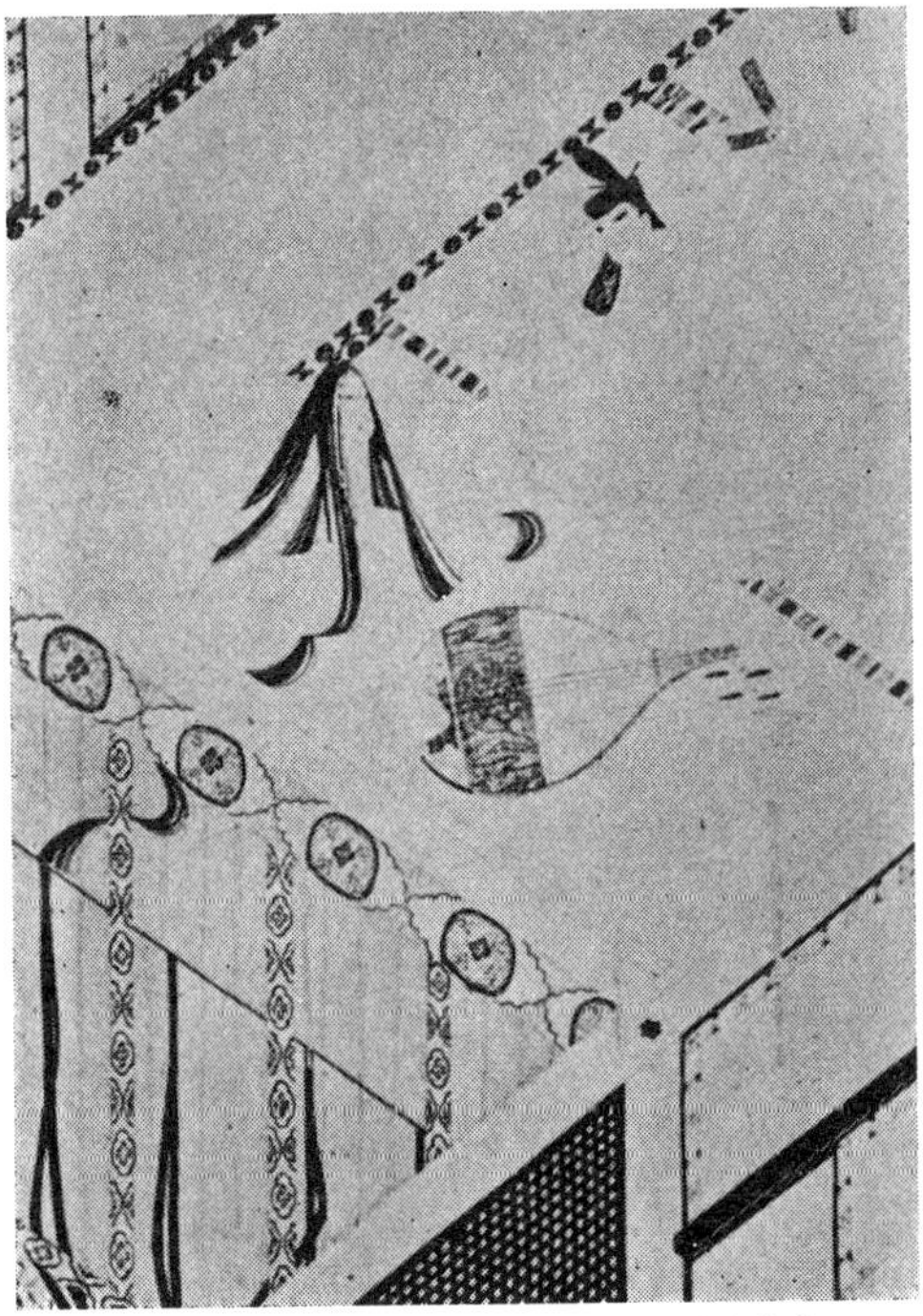

図12　一条天皇と中宮定子（「枕草子絵巻」）

づに御誦経をとり出でさせ給に、御湯など参らするにきこしめし入るやうにもあらねば、皆人あはて惑ふをかしこき事にする程に、いと久しうなりぬれば、猶「いと〳〵おぼつかなし。御殿油近う持て来」とて、帥殿御顔を見奉り給に、むげになき御けしきなり。あさましくてかひ探り奉り給へば、やがて冷えさせ給ひにけり。

と、皇后は皇女を産まれたものの、後産がおりず、しだいに衰弱せられ、あかりを持ってこさせた伊周が皇后の顔を見たときには、もう御身体も冷たくなっておられたと言うのである。『日本紀略』長保二年十二月条には、

十五日、戊午。(中略)今日皇后宮定子前但馬守平生昌朝臣宅に於て御産の事有り。皇女媄子。
十六日、己未。皇后崩じ給う。年廿五、在位十一年

と記している。

皇后定子の下に清少納言が仕え、このごろすでに『枕草子』を著わしていたと伝えられ、また中宮彰子のもとに紫式部あり、一条天皇の後宮は、藤原時代の中でも最もはなやかな宮廷女性文学の出現した時代であったことは言うまでもない。

4　藤原妍子

妍子は道長の女、彰子・威子・嬉子らの姉妹である。寛弘元年(一〇〇四)十一歳のとき尚侍となり、

同八年女御、長和元年(一〇一二)十九歳のとき中宮、寛仁二年(一〇一八)二十五歳のとき皇太后となった。万寿四年(一〇二七)三月頃から風病にかかり、同年九月十四日、三十四歳で崩ぜられたが、その病状を、『栄花物語』「わかみづ」には、

大宮の御前(妍子)怪しう悩しうおぼされて、ともすればうち臥させ給。御面赤み苦しうて、御足たゝかせて起き臥させ給。「心得ぬ心地かな」との給はせつゝ、起き臥させ給て、この御事を扱はせ給。「御風にや」と朴きこしめさせなどすれど、同じ様におはしまして、かくて四五日にならせ給ぬ。関白殿参らせ給へるに、「など御けしきの苦しげにおはしますぞ」と申させ給へば、内侍のすけ御前にて、「この四五日にならせ給ぬ。御風にやとて朴などきこしめせど、おこたらせ給はず」と申させ給へば、「いと不便なる御事にこそ」とて、侍召して、守道召しに遣すべき由仰せらる。さて参りたれば、かう〳〵おはします由を問はせ給へば、「御氏神の祟にや、土の気」など申せば、御前にて御祓仕うまつる。

と、妍子は風病にかかり、熱のため顔も赤くなり、足をたたかせなどして、朴を飲み療養されていた。関白の頼通が心配して暦博士光栄の子の賀茂守道をつかわし占わしめたところ、氏神のたたりか、土の気のたたりかによるものと言ったのでさっそく御祓いをしたと記している。

しかし、その後も妍子の容態は恢復せず、一進一退の状況をつづけていた。多くの僧侶を召し加持せしめられ、道長も釈迦仏供養を行なったり、法華八講や維摩会などを催し、御悩を祈った。「たま

のかざり」には、

かゝる程に、九月十余日になりぬ。こゝにも御修法、雨の僧都、心誉僧都仕まつり給ふ。日頃御堂にて苦しう仕うまつりつる女房、「里にまかでゝ、明日の夜ばかり参らん」とて出づるも多かり。よろづの陰陽師ども、十四日におこたらせ給べき日に申たりける。（中略）十四日のつとめて、「いかで湯少し浴みむ」と仰せらるれば、侍召して仰事たぶに、（中略）ゐざりおりさせ給て、日頃の御座・御衣、皆とりやらせ給て、鮮かなる御衣・御座などに臥させ給て、（中略）御髪削ぐまねをせさせ給へば、「尼にならせ給はんとや」と申させ給へば、うなづかせ給ふを、泣く〳〵なし奉らせ給。御戒受けさせ給に「たもつ」との給する程、いと爽かなり。（中略）うせもておはするまゝに、との〻御前、「あな悲しや。老たる父母を置きて、いづちとておはしますぞや、御供に率ておはしませ」と、声を立てゝ泣かせ給に、この里にまかでたりし人々も、いつのまにか参り集りたりけん、いといみじう揺りみちたり。三月八日より悩ませ給て、万寿四年九月十四日の申の時にうせさせ給ぬ。

と、九月十四日に至り、重態の身を膝行《しっこう》して湯浴みされ、やがて戒律をお受けになり、ついに、この日の申の刻（午後四時ごろ）崩ぜられたと記している。妍子崩御のことは『日本紀略』九月条に、

十四日辛亥、（中略）今日、皇大后藤原妍子病により落餝す。即崩ず。年三十四、

と記している。

5　藤原威子

道長の女、寛仁二年(一〇一八)二十歳のとき後一条天皇の女御となり、ついで中宮となったが、長元九年(一〇三六)三十八歳で崩ぜられた。『栄花物語』「きるはわびしとなげく女房」の巻に、

　その年裳瘡夏より出でゝ、人々わづらひけるに、中宮、はじめの度さもおはしまさゞりける、さやうの御けしきおはしましける悩しさにことづけさせ給て、九月三日の程に尼にならせ給ぬ。さるべきことゝはおぼしめしながら、さしあたりては、鷹司殿ゝ上も、候人〳〵もいみじと見奉りおぼしたり。いとめでたき御髪を削ぎ果て奉りつれば、こと人にておはしますも、いみじうあはれなること也。九月六日うせさせ給ぬれば、いひやらん方なくいみじ。

と記している。

中宮には長元九年夏ころから流行した疱瘡にかからせられ、やがて出家されたが、九月六日崩ぜられたと言う。『百錬抄』にも、長元九年九月六日条に、「中宮威子崩三十八、号藤壺中宮」と記し『扶桑略記』は、同日条に、

　中宮藤原威子崩ず。年卅八。疱瘡を患うによる。前太政大臣道長三女、母右大臣源雅信女、従一位倫子也。世之を中宮と謂う。

と記している。

6　藤原嬉子

万寿二年（一〇二五）夏ごろより赤斑瘡（麻疹、はしか）が流行し、多くの人々が死亡したことは史書にも明らかであるが、藤原道長の女で東宮尚侍となった藤原嬉子もまたその一人であった。

嬉子は万寿二年七月二十九日、麻疹にかかったが、このとき妊娠十ヵ月の身重で、ついにこの病気のため死亡した。その間の状況を『小右記』は、

昨日尚侍（嬉子）赤斑瘡を病む。今日瘡出ず。（万寿二年七月二十九日条）

尚侍去昨夜重く悩む。加持功無きか。（同八月一日条）

尚侍平産、但し男女の別未だ聞かず。（同八月二日条）

義光朝臣尚侍の許より来りて云う。今日両三度産気有り。上下経営、禅室馬牛を以て諸社に誦経す。已に難産に似たり。人々歎息す。禅閤尊堂涕泣雨の如し。左衛門尉成光馳せ来りて云う、尚侍男児を産むと。今一事を遂げ給わず。（同年八月三日条）

尚侍不覚、仍って手をわかち諷経を修す。諸僧加持、（中略）宰相帰り来りて云う、未時許より鬼籍に入る如し。遂に以て入滅、諸僧分散すと云。（同年八月五日条）

と記している。このように、嬉子は七月二十九日麻疹にかかり、発疹が出て熱発があった。折柄、嬉子は妊娠十ヵ月で、臨月に当っていたので、驚いて諸僧に加持・修法を行わせられた。八月一日には

加持の効果もなく、苦しまれたが、二日に至って、出産になったと言う話が伝わってきたが、これは虚報で、その夜から産気づかれた様子であったが、産まれず、その後、二、三度陣痛があったが容易に生まれない。きわめて難産の様子で人々は歎息し、道長も歎き悲しむこと「涕泣如雨」と言う有様であった。ようやく四時過ぎになって男子が産まれたが、嬉子はその後の容態が悪く、五日午後二時ごろ、ついに死亡したと記している。嬉子は、この時、まだ十九歳の若さであった。

『小右記』には尚侍が麻疹にかかり、産気づいたとき、加持すべきや否やに迷い、これを陰陽師に占わせた。陰陽師の吉平は「不宜」、守道は「宜」と占ったが、道長も加持を行うべしと考え、加持を命じた。ところが僧侶達は邪気の怖れがあり、加持することはできないと言い出したので、道長は怒って加持を止めさせ諸社に祈って平産を願ったと記し、また、産期を占わせたところ、陰陽師吉平は午時、守道は辰時、恒盛は酉時と占い、酉時近くに産まれたので恒盛は賞をもらったとも記している。当時の人々が、いかに占筮を信じていたかを知り得るとともに、当るも八卦、当らぬも八卦の感を深くする次第である。

嬉子の出産、死亡の状況は、さらに『栄花物語』「みねの月」、「楚王のゆめ」にも詳しく述べられている。これによれば、

この督の殿は、この月などにこそはさおはしますべきに、「いと〳〵恐しき御事なり」と歎かせ給に、御裳瘡いと多く出でさせ給て、平かにおはしませど、日頃苦しうおぼされて、いと堪え難

げなる御けしきになりつれど、晦日にはおこたらせ給ぬれば、世に嬉しき事におぼし喜びたり。

と、尚侍が麻疹にかかられたが、月末には平癒され、一同喜んでいた。しかるに、二日夕方から悩ませられ、加持や修法が行われ、「もののけ」どもも数多く出てきて罵り騒ぐのであった。

二日の夕方よりいと悩しうおぼしめしたれば、御修法・御読経かた〴〵の御祈の僧、心を合せて声も惜まず囲繞し奉る程の、揺りあひかしがまし。（中略）又の日まで悩ませ給。御ものゝけども数しらず出で来てのゝしり騒ぐ。各駆り移して、僧どもあづかり〳〵に加持しのゝしれど、かしがましくのみありてつれなくおはします。（中略）堀河の大臣・女御、さし続きてのゝしり給さま、いとうたて恐しうあやにくなり。（中略）（以上「みねの月」）

あないみじとおぼす程に、申の時ばかりに御子生れさせ給へる。「あな嬉し、いみじ」とおぼして、又後の御事を、「いかに」とおぼせど、まづ「なにぞ」と、内にも外にもゆかしうおぼす程に、男みこにぞおはしましける。

と、顕光・延子などの「もののけ」が相ついで出て来て騒ぎ罵るうちに、尚侍は男子を産んだのである。

辰の時ばかりに、子持の御前いたうゝちあくばせ給て、いと苦しげなる御けしきおはしますを、御前に候ふ人々、「いかに〳〵」と見奉りて、殿御前に「かく」など聞えさすれば、「僧なども退けたれば、御ものゝけのするなめり」とて、御読経、又さるべき僧ども皆参りて諸心にいとおどろ〳〵しく。例のもの〻け、さま〴〵の人々召し出で〻、あるはそばより叫びののしり出で〻、僧達皆あたり〳〵に加持すれば、例のゆすりあひたる様も、どよみにたり。（中略）酉の時ばかりに、すべてたゞ蚊の声ばかり弱らせ給に、そこら充らたる僧俗上下、知るも知らぬもなく、願を立て額をつきの〻しる。（中略）一人が一声を申すだに、いかゞは験おはすなるに、ましてそこらの人の、同じ心に一心に念じ奉る程は、さりともとこそは見えさせ給へ。されどすべて限になり果てさせ給ぬ。御年十九。「あないみじ、あさまし」とおぼしめす。

と、尚侍が五日の朝の八時ごろからお苦しみになり、僧侶の祈禱も空しく、蚊の声のように声も細くなられ、僧俗上下を問わず、人々の祈りも甲斐なく酉の刻（午後六時ごろ）なくなられたと記している。さらに、

主計助守道、おはします対の上に、御衣を持て上りて、よろづを申続け招き奉る。すべて限におはしませば、大方、殿ばら、「たゆむな〳〵」と、僧達をも頼しう言ひ行はせ給へば、僧もをなじ人なれば、泣く〳〵、「いみじ、悲し」と思ふ。

と記している。

これについて『左経記』万寿二年（一〇二五）八月二十三日条には、

去る五日夜、尚侍殿薨ずるの時、播磨守泰通朝臣の仰せにより上東門院の東対に上り尚侍殿御衣を以て魂喚を修す。而るに上藹達皆本条に見えざるの由を称う。祓を常守に負わすべしと云々。（中

略）或書に云う、屋東方堂より上らば亡者上るに其衣を以てす。北方に向いて三度麻弥久、（中略）
畢りて西北角より下ると云々。常守、此事を聞き悦気殊に甚しと云々。
と記し、『小右記』万寿二年八月七日条には、
昨夜風雨の間、陰陽師恒盛、右衛門尉惟孝、東対の上（尚侍住所）に昇り、魂を呼ぶ。近代聞かざる
事也。
と記している。
尚侍が死亡すると道長は播磨守泰通に命じ、上東門院の東対の屋上で嬉子の衣服を振って魂魄を呼び戻す呪法を行わせたが、効果はなかったと言うのである。『栄花物語』は、これを行なったものを主計助《かずえのすけ》守道とし、『左経記』は播磨守泰通と記し、『小右記』は陰陽師恒盛及び右衛門尉惟孝と記しており、はたして誰れが行なったかは明らかでない。またこのような咒法が当時一般に行われていたのかどうか、『小右記』の著者、藤原実資は「近代不レ聞事也」と記している。これについて河北騰氏（『栄花物語研究』）は、
上流社会では耳にした事もないような呪法だけに、この魂呼びの件は、既に遠く隔たった過去の時代とか、或いは貴族たちと隔絶した下層の民衆社会の中などで、かなりに広く行なわれていた死霊の招喚法ではなかったかと思われる。
と述べている。魂魄をよびもどす「まねき」の呪法は、前述のごとく道長の場合にも行われており、

おそらく当時の民間信仰の一型態と思われるが、その詳細は明らかでない。

7　藤原超子

この女性は、頓死した例である。超子は藤原兼家の女で、冷然(泉)天皇の女御となり三条天皇を産んだ。天元五年(九八二)正月二十七日、庚申の夜、急死された。この情況を『栄花物語』「花山たづぬる中納言」には、

はかなく年もかへりぬ。正月に庚申出で来れば、東三条殿の院の女御の御方にも、梅壺の女御の御方にも、若き人〲、「年のはじめの庚申なり。せさせ給へ」と申せば、「さば」とて御方〲皆せさせ給。(中略)さま〲のことゞもして御覧ぜさせ給に、歌や何やと心ばへおかしき御方〲の有様よりはじめ、女房達、碁・双六の程のいどみもいとおかしくて、「この君達のおはせざらましかば、今宵のねぶりさましてはなからまし」など聞え思ひて、「度〲鶏も鳴きぬ。院の女御、あか月方に御脇息に押しかゝりておはしますまゝに、やがて御殿篭り入りにけり。今さらに」など人〲聞えさすれど、「鳥も鳴きぬれば、今はさばれ、なおどろかしきこえさせそ」など、人〲聞えさするに、はかなき歌ども聞えさせ給はんとて、この男君達「やゝ、ものけたまはる。今さらに何かは御殿篭る。起きさせ給はん」と聞えさするに、すべて御いらへもなくおどろかせ給はねば、よりて「やゝ」と聞えさせ給に、殊の外に見えさせ給へれば、ひきおどろか

し奉り給に、やがてひえさせ給へれば、あさましうて、御殿油取り寄せて見奉らせ給へば、うせさせ給へるなりけり。

と、超子が庚申の夜、脇息《きょうそく》にもたれたまま頓死されていたことを記している。庚申待のことについては、拙著『平安時代医学の研究』に詳論したが、さらに要約して説明してみよう。

中国の『抱朴子』と称する書の中に、人間には上尸《じょうし》・中尸・下尸と言う三尸の虫が居り、平常は人の腹中に居るが、庚申の夜、人の寝るのをまって天に上り、天帝に人間の悪口をつげ、そのため人間は天帝の裁きを受けなければならないと信じられていた。こうした思想がわが国にも伝わって、庚申の夜は碁・双六などに興じ、あるいは歌合などをして夜の明けるのを待つ風習があった。

超子もまた、こうした庚申待ちの夜を過ごしているうちに急死したのである。原因は、おそらく心臓の病気であろうが、明らかでない。

前述のように超子は藤原兼家の女で、道隆・道長らと同母系の姉妹である。超子の死は『小右記』天元五年正月二十八日条に、「今朝院女御頓滅すと云々。梅壺今夜退出」と記している。

8　藤原原子

花山院女御藤原原子（道隆二女、淑景舎女御）が長保四年（一〇〇二）八月三日、口・鼻より血を吐き急逝せられた。『栄花物語』「とりべ野」には、八月廿余日に聞けば、淑景舎女御うせ給ぬとのゝしる。「あないみじ。こはいかなる事にか。さる事もよにあらじ。日頃悩み給とも聞えざりつるものを」などおぼつかながる人〳〵多かるに、「まことなりけり。御鼻口より血あえさせ給て、たゞ俄にうせ給へるなり」といふ。あさましいみじとは世の常なり。

と、記している。この急死が、いかなる原因によるかは明らかでないが、これについて松村博司博士は詳細な論攷を試み、

東宮は、淑景舎が故関白の姫君であるというところから、「いつしか事も適ぅ折しあらば、さやうにもあらせ奉り、物華かにあらせ奉らん」とも考えておられたであろう。そしてこのような東宮の胸中が宣耀殿側に伝わった時、多くの御子達を持たれていただけに、一種の不安をも禁じ得なかったであろう。かくて宣耀殿の意を推察したのであろう一女房の浅慮から、毒殺事件が起されたものと考えられる。少納言の乳母は系譜未詳であるが、諸注の多くが想像しているように、やはり宣耀殿の乳母であろうが、その策略により、淑景舎付の女房が直接に下手人となって、毒殺が遂行されたものであろう。（『日本古典文学大系』「栄花物語」上、五〇九頁）

と述べている。淑景舎死亡の件は、『権記』長保四年八月三日条に、

淑景舎の君東三条東対御曹司に於て頓滅せらると云々を聞く。悲しみ極まりなし。

と、八月三日死亡と記し、『日本紀略』もまた長保四年八月条に、

三日、丙寅。今夜、東宮女御藤原原子卒す。故関白道隆第二女也。

と、八月三日死亡したことを記している。このように淑景舎は鼻・口から血を吐いて急逝された。世の人々は宣耀殿（娍子、藤原済時女）が、日ごろ淑景舎につれないことをなされていたため、おそらく宣耀殿の乳母が宣耀殿の意中を忖度《そんたく》して淑景舎を毒殺したのであろうと考えていたようである。和田英松・佐藤球著『栄華物語詳解』には鴆《ちん》毒《どく》によって毒殺したかと記している。鴆は毒鳥の一種で、その羽を酒に浸して飲めば死ぬと言われ（『大言海』）、その酒で毒殺することが行われていたと伝えられ、足利直義が鴆毒で殺されたことが『太平記』（巻三十）にも記されている。しかし果してこのような鴆と称する鳥が実在していたかどうかは疑問であり、また、このような毒薬によって多量の喀血あるいは吐血を来たし得るものかどうかも疑わしい。もちろん、このような毒薬は今日存在していない。したがって原子は平素から病気があり、そのため大量の出血（おそらく喀血か、胃潰瘍等による吐血）のため窒息死をとげたものと考えられる。しかし、当時の人々にこのような出血による窒息死などを考える知識のあるはずもなく、したがって淑景舎のこのような急死の原因を、淑景舎と宣耀殿の東宮に対する愛情のもつれから来たものと考え、宣耀殿に仕える女房が宣耀殿のため淑景舎を毒殺したものと考えていたのであろう。

9　郁芳門院

郁芳門院は白河天皇女媞子《ていし》内親王、母は中宮藤原賢子。嘉保三年（永長元年、一〇九六）八月七日、二十一歳で崩ぜられた。『中右記』永長元年八月六日条には、

御悩猶宜しからずと云々。夜半許家に帰る。一寝の間車馬道路に馳走る。驚きながら之を聞く。新女院御悩甚重し。已に断入せられ御わします。則ち院に馳せ参ず。御誦経使東西に走り散ず。

と記し、同月七日条には、

寅時許民部卿俊明命ぜられて云う、事已に一定也。（中略）女院者諱媞子、太上皇（白河天皇）第一最愛の女、今上（堀河天皇）同産妹也。母故中宮賢子。承保三年四月五日庚寅生、後に内親王となる。承暦二年三月十六日准三宮に勅し、年官爵幷に千戸封を賜る。同八月二日伊勢斎王に卜定す。（中略）応徳元年九月廿二日母后崩じ給うより斎宮に退く。（中略）寛治七年正月十九日郁芳門院となる。（中略）嘉保三年八月七日寅時許俄に六条殿寝殿に崩ず。年廿一、去月廿二日より御身温気有り、兼又邪気を労せしめ給う也。伝え聞く、進退美麗、風容甚盛、性本寛仁、接心好施、之に因り上皇殊他子也。天下盛権只此人に在り。而るに七八年来毎春邪気を労せられ仏神祈請逐年止むことなし。今まさに斯時に当り已に崩ぜられ給う。生死無常誠に春夢の如き歟。天を仰ぎ地に伏し歎いて余り有り。上皇此後御神心迷乱、東西を知り給わずと云々。吁嗟哀哉。

と記している。

略系図10

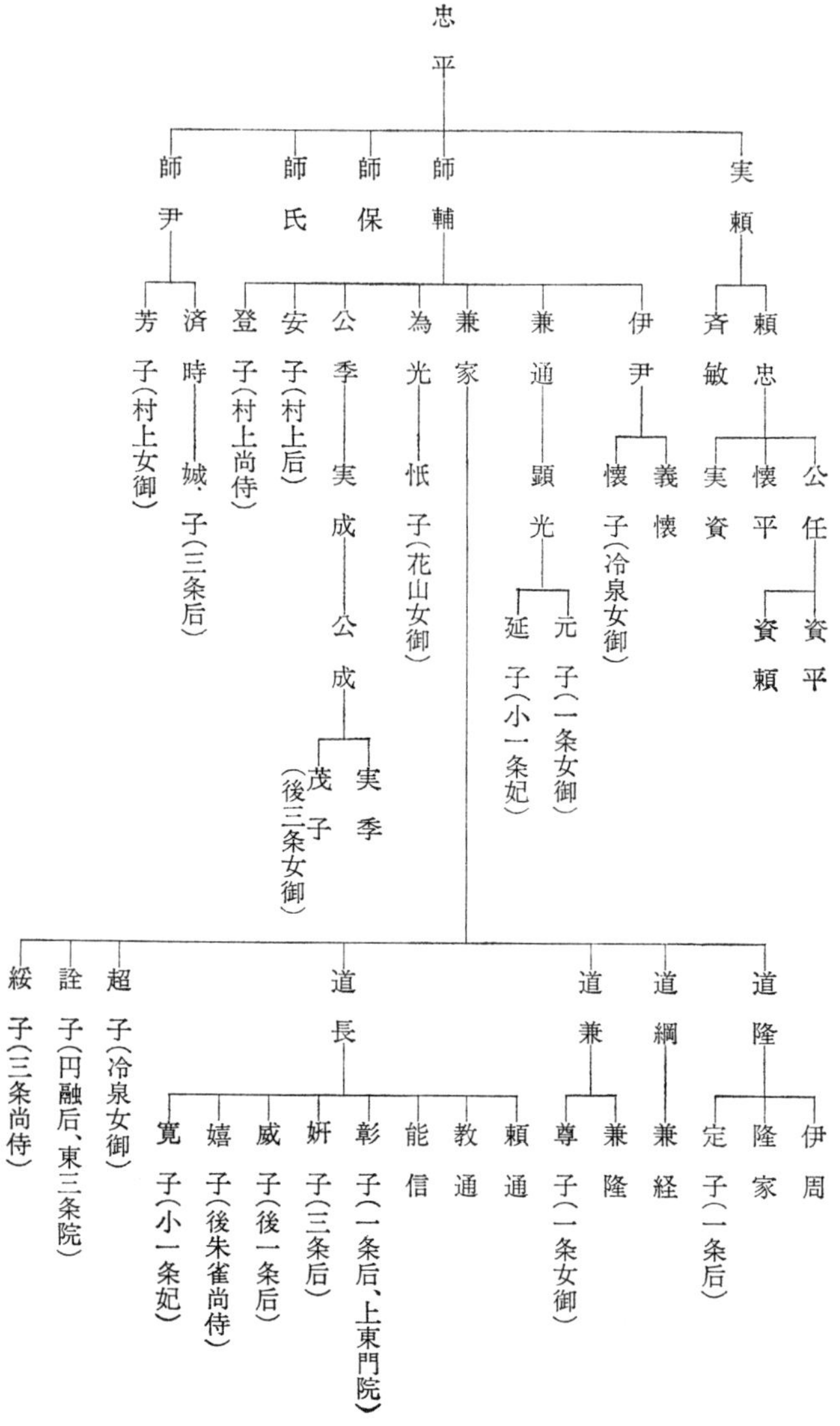
忠平
実頼
師輔
師保
師氏
師尹
頼忠
斉敏
伊尹
兼通
兼家
為光
公季
安子(村上后)
登子(村上尚侍)
済時
芳子(村上女御)
公任
懐平
実資
義懐
懐子(冷泉女御)
顕光
忯子(花山女御)
実成
娀子(三条后)
資平
資頼
元子(一条女御)
延子(小一条妃)
公成
実季
茂子(後三条女御)
道隆
道綱
道兼
道長
超子(冷泉女御)
詮子(円融后、東三条院)
綏子(三条尚侍)
伊周
隆家
定子(一条后)
兼経
兼隆
尊子(一条女御)
頼通
教通
能信
彰子(一条后、上東門院)
妍子(三条后)
威子(後一条后)
嬉子(後朱雀尚侍)
寛子(小一条妃)

郁芳門院は毎年春、邪気に悩まされていたと言うが、如何なる病気であったか明らかでない。永長二年七月二十二日ごろ熱発せられ、八月七日、二十一歳の若さで崩ぜられた。おそらく肺炎でも併発されたのであろう。『中右記』によれば、容姿のきわめて美しい、心ばえも好い方で、天下の実権は、ただこの人にありとさえ言われ、白河上皇最愛の皇女であった。それだけに上皇の御悲歎も甚だしく、皇女の崩御によって神心迷乱、東西をもわきまえぬ御状態であったと言われている。『中右記』の筆者、右大臣中御門宗忠もまた郁芳門院の死を悲しみ、生死無常、春の夢の如しと、天を仰ぎ地に伏して歎息している。よほど容姿のすぐれた立派な皇女であったであろうと推測される。

三　その他の人々

1　天台座主慶円

『小右記』寛仁三年八月十三日条に、

内供消息状に云う、座主（慶円）猶悩ませらる。今日大僧正を辞せらる。其状即法性寺座主慶命僧都に付し摂政殿に奉らる。又痢病薬に乳脯尤だ良しと云う。求め送るべき也。座主の料也。乳牛を院辺に求め遺し了る。又叡覚を以て消息に云う。大僧正を辞せらるる状に云う。（中略）乳哺二十枚座主御許に奉る。

ついで、翌十四日条には、

一昨座主に対面す。相逢作法尋常の如し。痢病数々にして度数を知らざるの由談さる。

さらに、十六日条には、

昨入道殿（道長）へ参る。尋円僧都に相遇う。密語して云う。入道殿曰く、座主の病重き由を聞き、一両悦有り。弾指すべし。

また、十九日条には、

座主の所悩軽からず。然し時々食せられ、湯浴并剃頭等尋常の如きも痢猶止まず。逐日無力。（中略）昨今弥重く発し辛苦せらる。大豆煎色変らず出る。（中略）生乳を服せらるは如何にや。忠明朝臣を呼遣し件の事を問う。申して云う。大豆煎、生乳等能く煎じ服されて良かるべし。生乳は半分煎じ服さるべき也と。此由申達す。

とある。さらに、二十一日条には、

座主の御病、日を逐うて日に増し無力殊に甚だし。就中、昨今憑気無きに似たり。食さるる無し。痢止まず。

また同二十八日条には、「座主御病弥々急也。旦暮を期せられ、今日譲状を進めらる」とあり、ついで九月七日条に、「庚申、天台座主大僧正慶円去三日夜半許入滅す。春秋七十六」と記している。

これによって慶円は八月初旬より大腸炎にかかり、下痢頻回となり、実資は乳哺を薬餌として送らんとし漸く二十枚を手に入れ贈ったと言う。しかし慶円の病気は依然として悪く、大豆煎なども色も変らず、そのまま出てくる状態となった。医師の丹波忠明に相談して生乳を飲ませたりしたがますます悪化し、ついに九月三日夜半、七十六歳の生涯を閉じたと言う。おそらく重症腸炎を病み死亡したものと考えられるが、このころ病人食として乳哺とか生乳・大豆煎などが用いられ、食餌療法としてはなかなか進歩していたことが察せられる。

2 源俊明

『中右記』永久二年(一一一四)十二月一日条に、

殿下(藤原忠実)今夜民部卿(源俊明)亭へ渡御されんと欲す。是病患を訪わせられ給うべきの為也。医師重康、盛親申して云う、壬寅の日病を問えば代りて病を受くと。仍って俄に留め給う。但し陰陽師申して云う、件事陰陽書に見えずと云々。

とあり、ついで翌二日条には、

所悩大略、此暁より危急、源大納言、右衛門督等来りて云う。辰時許家に帰る。暫く休息の間、人馳せ来り告げて云う、今出家せられ薨ずと。年七十一。

とあり、源俊明は七十一歳で死亡したことがわかるが、病名は明らかでない。関白藤原忠実が俊明の病気見舞に出かけようとした所、医師の丹波重康らは壬寅の日に病人を見舞うと、その病気を代って受けるようになると言ったので取り止めたと記し、これに対し陰陽師らは、そのようなことは陰陽書にも記されていないと言ったと言う面白い記事を載せている。陰陽師よりもむしろ医師の方が「かつぎや」であったとも言える興味ある話である。

『中右記』にあるごとく、俊明は永久二年十二月二日、七十一歳で死亡した。死因は明らかでない。

3　源　俊　房

源俊房は白河天皇の御代、左・右大臣として仕え、また日記『水左記』の著者としても有名である。俊房は承保四年（一〇七七）七月二十五日、四十三歳のとき疱瘡にかかったが、その時の病状を『水左記』に詳しく記している。以下、この記事により、状態を記してみよう。

七月二十五日、早朝より気分が悪く、熱も出たようであるが、これを無理して参内した。このため午後より一層気分も悪くなってきた。翌二十六日は一日自宅で静養したが二十七日に至って疱瘡がでてきた。二十八日、民部卿俊家や宰相中将（源師忠か）が見舞に来た。その夜は、ことに苦しく、二十九日に至って円豪法橋を請じて受戒、同日、皇太后宮権大夫藤原師成、近江守源俊綱らの見舞を受けた。同夜、鬼気招魂祭を道栄に命じたが、道栄も疱瘡を病み、ために弟子が代理した。

八月一日、気分ことのほか悪く、疱瘡も多く出た。このころ、中納言能季、右京大夫藤原通家、信濃前司藤原伊綱らも疱瘡のため死亡したと伝えられた。

二日に至って宰相中将も発熱、午前十時ごろにはいったん落ちついた。四日、赤痢を病み、辛苦極まりなく、午後四時ごろには丹波雅忠の来診を求めた。雅忠は小豆粥・干鯛をたべよと教えた。夜民部卿が来訪されたが、物忌のため門外より帰られた。この夜は下痢が強く、ために甚だしく苦しみ、諸所の神社や寺々に恢復を祈り、五日朝には、やや落ちついた。しかし下痢はなお止まらず、円豪法橋の授戒を受け、種々の祈禱を行なった。その夜、民部卿や長多仁法印が見舞われたが、下痢あり、気分が悪く謁わなかった。

六日、下痢も少なく気分もよくなったが、夜になって、また気分が悪く、七日早朝、広算僧都が見舞に来たが寝ながら謁った。午前十時ごろ皇太后宮権大夫藤原師成が見舞にきた。たびたびの見舞に御礼を述べた。午後四時ごろ丹波雅忠が来診、熱あれば海鼠腸《このわた》を食べよと教えた。雅忠は熱時はもちろん下熱後も食べてよいと言い、「このわた」は腹の病気の薬であると教えてくれた。さっそくこれを食べたところ、夜になって気分が悪くなってきた。八日になって、心地は多少恢復した。関白藤原師実や民部卿の使が見舞にきた。皇太后宮権大夫も門外で見舞われた。

九日になって下痢が強く、あたかも水を沃ぐようで、辛苦極まりなく、きわめて無力の状態となった。

去る天平九年（七三七）六月、全国に疱瘡が流行したとき、官符を下し、痢病には韮を多食せよと教えたことがあったので、俊房は韮のことを丹波雅忠に尋ねた。雅忠は、発熱中から食べておればよいが、その間には食べず、下熱してから食べるのはよろしくないと答えた。しかし、近ごろ、多くの痢病を患う人々は韮を食べて癒った人が多い。官符の諭しは、まことに理に叶い、効験も顕著であるから、今朝より韮を食べることとした。熱はまだ下らず、気分も悪いので、永豪律師が見舞に来たが面会せず、上賀茂神社の神主成常及び下賀茂神社の是季らに除病延命の祈りを行わしめ、夜、仏の供養、招魂祭を行わせた。

九日夜になり下痢も減じたが、気分は重く苦痛であった。十一日になり、下痢も一回となり韮の効果があったように思われる。十二日には気分爽快となった。洗浴の可否を雅忠に尋ね、午後二時ごろ、浴場で頭を梳《す》き、十三日、洗頭をした。

以上が、俊房が七月二十五日から疱瘡、ついで赤痢となり、漸く恢復するまでの病気の経過である。これによると、このころすでに「このわた」を食していたことが知られる。また、丹波雅忠と言えば当時の名医であり、この四年後の承暦四年、高麗国よりわが国に医師の派遣を求めたとき、彼ごとき名医を海外に出すことには多くの公卿が反対し、ために高麗国の招請を断わったことが、この『水左記』にも記されている。雅忠は、それほど多くの人々の信頼を受けていた名医であったが、俊房は雅忠にすすめられて「このわた」を食して下痢に苦しみ、また韮の服用をとめられながら、これを食べて効験ありと喜んでいる。「名医」必ずしも名医に非ずと言うべきであろうか。

なお、この年（承保四年＝承暦元年）は疱瘡の流行をみた年で、関白藤原師実、式部卿敦賀親王、道栄僧都、宰相中将源師忠、行尊らも疱瘡にかかっている。このため、八月十六日には疱瘡平癒を祈って非常赦が行われている。

このように、俊房は自分が悩んだ疱瘡の経過を詳しく記しているが、さらに、この年の閏十二月一日条には、右の臂が腫れ、丹波雅忠の診を求め、柳と蓮の煎薬で冷やし、磨紫檀や黄牛の糞をつけよとの指図を受けたが、二日になっても腫は減ぜず、たえず薬湯を沃いでいた。三日、雅忠が再度来診、心配の要なしと言うことであった。

五日、腫れはやや減じたが、夜、施薬院《せやくいん》使丹波忠康が来診。七日、腫れも減じ、八日にはほぼ平癒、九日には臂、三ヵ所に灸をすえ、忠康が診察したと記している。しかるに、その後四年を経た承暦五年（一〇八一）九月二十五日に至って、左右の臂に小瘡ができ、柳の煎薬で時々これを洗っていた。十日頃には腹から背にまで広がり、医師は丹毒か浸淫瘡であろうと診断し、陰陽師は邪気のたたりであろうと言った。療治を続けてもなかなか恢復せず、漸く十月一日ごろになってよくなってきたが、これは桃皮煎を服用したからであろうと記している。

このように俊房は自分が体験した病気の経過を詳細に記しており、これによって当時の病気の症状、治療などを知ることができ、医史学の面からも重要な史料である。

俊房はその後よく長寿を保ち、白河・堀河・鳥羽の三帝に仕え、保安二年（一一二一）十一月十二日、八十七歳で死亡した。

4 大江匡房

匡房《まさふさ》は匡衡の曾孫成衡の子である。幼少の頃から神童と称せられ、やがて文章得業生《もんじょうとくごうせい》となり、さらに後三条天皇の侍読となった。爾来三代にわたって侍読として仕えた。堀河天皇の永長二年（＝承徳元年、一〇九七）大宰権帥を兼任し、康和四年（一一〇二）正二位権中納言に叙せられた。才智人にすぐれ、文章にも秀で、天下の明鏡とうたわれたが、藤原宗忠（『中右記』の著者）は「但心性委曲、頗有不直事」と記している。

宗忠がこのようなことを記したのも、匡房に何か性格的な欠陥があったのかも知れないが、匡房が老後自分の日記を焼き捨てたことが『中右記』に記されており、そんなところに何かの原因があったのかも知れない。

『古今著聞集』巻三には、匡房が道理でとったものと、非道でとったものとを、それぞれ別の舟で運ばせたところ、道理の舟は沈み、非道の舟が安着したとして匡房が「世ははやくすゑになりにけり人いたく正直なるまじき也」と言ったと記している。こんなことから匡房は非道なむさぼりをした人であると言われるようになったのか、あるいは何か当時の人々の口にのぼるような事があり、前述のような事が記されたのか明らかでない。

しかし、匡房が才智のすぐれた立派な学者であったことは、『中右記』にも「朝の簡要、文の燈燭」と記していることによってもわかる。承暦四年(一〇八〇)高麗王が風疾を病んだとき、大宰府を通じ名医の派遣を求めて来たことがあった。医師を派遣すべきや否やいろいろと論議され、いったんは派遣することに決定したが、関白藤原師実の夢見によって中止され、その断り状を匡房が記した。文中「双魚なお鳳池の月に達し難し、扁鵲《へんじやく》何ぞ鶏林の雲に入るを得んや」と記したのは有名な事である。匡房は天永二年(一一一一)十一月五日、七十一歳で薨じた。『中右記』同日条に、

戌刻、大蔵卿大江匡房卿薨ず、年七十一。匡房は故成衡朝臣の男、後冷泉の御時、学問料を賜り、後三条院のとき弁廷尉佐五位蔵人となる。次いで美作守に任じ、後に権左中弁となる。堀川院の御時、参議中納言に任ぜられ、又大宰権帥に再任し中納言を辞す。大蔵卿に任ぜられ正二位に昇る。但し後帥となるの間任に赴かず、過すこと五箇年也。三代侍読となり、才智人に過ぎ文章他に勝れり。誠に是天下の明鏡也。但し心性委曲、頗る不直の事有り。或人会う。申時許出家す。次いで老後の間日記を焼き了る。夜に入り薨ずと云々。朝の簡要、文の燈燭、良臣国を去る。歎ずべし、悲しむべきか。

と記している。

（付）平安時代公卿の平均死亡年齢

『公卿補任』に記された平安時代の公卿のうち、薨卒年齢の明らかなもの二百七十名の死亡年齢をみると、

二〇―二九歳………五名　三〇―三九歳………一三名　四〇―四九歳………二五名
五〇―五九歳………八六名　六〇―六九歳………七一名　七〇―七九歳………五七名
八〇―九〇歳………一三名

となり、五十歳代で死亡したものが圧倒的に多く、六十歳以上で死亡したものは、全例の五〇・二パーセントを占め、全例の平均死亡年齢は、六〇・〇四歳となり、比較的長命を保ったことを知り得た。

このうち八十歳以上の長命者は、

藤原実資　右大臣　九〇歳、寛徳三年（一〇四六）没
源　俊房　左大臣　八七歳、保安二年（一一二一）没
藤原懐忠　前大納言　八六歳、寛仁四年（一〇二〇）没
菅原輔正　前参議　八五歳、寛弘六年（一〇〇九）没
小野好古　前参議　八五歳、康保五年（九六八）没

藤原冬緒　前大納言　八三歳、寛平二年（八九〇）没
藤原国経　大納言　八一歳、延喜八年（九〇八）没
藤原頼通　関白　八〇歳、承保二年（一〇七五）没

等があり、また、三十歳以下で死亡したものには、

藤原通基　権中納言　二〇歳、長暦四年（一〇四〇）没
藤原基実　摂政　二四歳、永万二年（一一六六）没
藤原通頼　大納言　二五歳、長徳二年（九九六）没
藤原師兼　参議　二九歳、承保三年（一〇七六）没
藤原公親　前参議　二九歳、保元四年（一一五九）没

等がある。これら公卿の死亡年齢を、この時代著名人の平均死亡年齢と比較すると、

公卿平均死亡年齢　六〇・〇四
著名人平均死亡年齢　六一・四

となり、あまり大差がない。しかし、これを当時の貴族女性と比べると、

平安貴族女性死亡年齢　五二・三
公卿死亡年齢　六〇・〇四

と、はるかに長命である。

さらに、鎌倉・室町・江戸幕府の執権職、将軍の平均死亡年齢は、

北条氏　四六・〇

室町将軍　四二・〇

江戸将軍　四九・六

であり、平安貴族が長命であった。

さらに、鎌倉・室町時代の著名人の死亡と比較するに、

鎌倉時代　六一・四

室町時代　六〇・四

となり、ほとんど差を認めない。

このようにみると、平安時代貴族女性の死亡年齢の低下は、既に拙著『平安時代医学の研究』に述べたごとく、早婚、妊娠、出産等による肉体的・精神的悪影響によるものであり、また執権職・将軍の寿齢低下も、放逸な生活のもたらした結果で、みずからの生命をみずから縮めたものであり、平安貴族の寿齢が彼らに比し高かったのは当然である。

わが国人の平均寿齢は年々上昇し、最近では七十余歳となっている。寿命が延びたことも一因であろうが、その最大の要因は、乳幼時期の死亡者の減少であり、そのため平均寿齢が高くなったのである。したがって、乳幼時期を生き延びたものが、六十余歳の平均寿齢を保ち得ることは、前記の通り、

平安・鎌倉・室町時代を通じ、ほとんど同様である。

この例証として、飛騨国の宮村の寺院には江戸時代の過去帳が残され、檀徒の病気、死亡年齢等が克明に記されている。これによれば、明和八年(一七七一)より慶応三年(一八六七)に至る九十七年間の全死亡者の平均死亡年齢は、男二九・〇歳、女二九・二歳となり、きわめて低い。これは乳幼時期の死亡者が圧倒的に多いためで、全例の七〇ないし七五パーセントを占めている。したがって、この期を生き延び十五歳まで生存したものの平均死亡年齢をみると、男六〇・七歳、女五七・六歳となり、ほとんど前述平安貴族の死亡年齢とも大差のないことが認められる。

平安時代のごとき古代においても、また、飛騨国宮村のごとき寒村においても、ほぼ同じ平均寿齢を保ち得た。これを現代のごとき史上空前とも言うべき豊かな生活環境においてもなお七十余歳しか寿齢を保ち得ず、しかも八〇歳、九〇歳の高齢者が比較的少ないことを併せ考えると、人間の生存能力には自ら限界のあることを示唆するものとして、興味深いものがあると言えよう。

跋　文

服部博士が、わが国医学の歴史的研究という壮大な計画のもとに、第一著『奈良時代医学の研究』を世に問われたのは、戦争終結も間近い昭和二十年七月のことであった。爾来十年を経て、『平安時代医学の研究』を公刊されたのであるが、この二著は私にとって、それまでまったく欠如していた医学方面の知識の源泉として、坐右を離すことのできない貴重な参考書となった。その後博士はさらに昭和三十九年に『鎌倉時代医学史の研究』を、また、同四十六年に『室町、安土桃山時代医学史の研究』を続いて刊行されたが、「医学の研究」を「医学史の研究」と改められるに及んで、一層興味と関心とをそそられる度合を増したばかりか、少なからず文学研究の意欲をも刺激されるところとなった。思うに、「医学の研究」時代には敢えて避けておられた史上人物の医学的考察にまで一歩を進められた結果であろうかと推察される。史上に著名な諸人物の医学的考察は、それによって人間の肉体的・精神的な、要するに「一個の人間」を再現する上に不可欠な両方面からの観察なのであるから、単に興味津々というに止まらず、万全の人物論を形成させる上からいっても必須の条件であることは言を俟たないところであろう。しかもこの種の考察は、文学・史学の研究に従事する者の到底望み得ないものであることも多言を要しない。

この度博士は、翻って『平安時代医学の研究』の姉妹篇ともいうべき新著として本書を公刊されることになった。平安文学を専攻する私にとってはまさに旱天に慈雨を得たような喜びを禁じ得ない。実は昨年初夏の頃であったか、博士から本書の原稿を示され、一読を要請せられた。私は早速通読させていただき、その間気づいた二、三の蛇足に等しい言を申し上げたのであったが、博士はその後さらに原稿を推敲精練されて、ここにめでたく発刊の運びとなったのである。本書に登場する人物は、いずれも日頃私が紙上において親炙している人々ばかりで、冷泉院・花山院・三条院をはじめ、藤原道長・同実資等さまざまな人物に関する医学的考察には心の躍動する思いがする。殊に冷泉・花山両上皇に関する博士の新見には、従来文学・史学研究者の思い及ばなかった見識が示されており、私はいたく反省の念を強めたのであった。また、藤原隆家の眼病に関して、私は『小右記』を渉猟してある程度の資料を獲たのに安心し、『御堂関白記』の参看を怠っていた。しかるに博士は、同書長和二年正月十日、東宮敦成親王が皇太后宮御所枇杷第に朝覲行啓をせられた条に、「只皇后宮大夫（隆家）一人不候、是去年依突目、日来篭居也」とある記事を見出され、これによって隆家の眼病は「突目」という不慮の外傷に因るものであろうと指摘された。隆家の性行を按ずるに十分ありうることであり、この事実は多年『栄花物語』『大鏡』等の注釈に従事して来た私にとっては、青天の霹靂にも似た一大衝撃であった。この他、本書には、平安中期から後期にかけて私どもの知らなかった興味深い専門的新見も数多く見られるだけでなく、「風病」「胸病」「もののけ」「二禁」等疾病そのものに関しても、『平安時代医学の研究』よりも一層詳細になっていて裨益せられること多大なものがある。

私は平素、文学に現われた疾病・薬物・療法等に関して数々の垂教を博士からいただいているものであるが、一時期患者としても懇切なる診察を辱うし、学恩と併せて二重の恩頼に浴している。如上の理由から、待望の新著発刊を慶賀申し上げて御恩の一端にもと思って筆を執ったのであるが、蕪辞体を成さず、却って高著を汚すことを懼れる次第である。

昭和五十年三月

松　村　博　司

『王朝貴族の病状診断』を読む

新村　拓

むかしから人は「病の器《やまい》」といわれ、病は死ぬまで人につきまとっている。近世中期の国学者本《もと》居宣長《おりのりなが》も、「そもそも人は病ならで死ぬるは、百千の中に、まれに一人二人」（『玉勝間』）といっているが、現在でも死因のほとんどは病であり、不慮の事故や自殺・他殺といった外因死の割合は七、八パーセントにすぎない。このように人の属性ともなっている病であるが、医療の進歩にもかかわらず、病は一向に減る気配をみせない。年を追うごとに病人（患者）は増え、病名もその数を増している。

病名数についていえば、平安中期の類書的字書である『和名類聚抄《わみょうるいじゅしょう》』（源順《みなもとのしたごう》編）に記載されているそれは一一五。また、それまでの医学の知を体系化させた同時代の医書『医心方《いしんぽう》』（針博士丹波康頼撰）では八七八の病名が採録されており、さらに室町中期の童幼用の字類『撮壌集《さつじょうしゅう》』（飯尾《いいお》永《えい》祥《しょう》著）では一五八、同時代の字類『類集文字抄《るいじゅうもじしょう》』では一八六、近世後期の『病名纂《びょうめいさん》』（奥医師多紀《たき》元簡《もとやす》著）では三六三一、同じく『病名彙解《びょうめいいかい》』（蘆川桂洲《あしかわけいしゅう》著）では一八四六の病名が、それぞれ採録されている。

時代とともに病名は細分化され、新たな病名が次つぎに生まれているわけだが、それは「漢医のならはしにて、病門を多く分」ってきたことに原因がある、と近世中期の蘭方医杉田玄白は述べている。彼はつづけて、そんな作り出された病名なんて、「患者の意を安んじて落着」させるだけのものであり、病因の条理を明らかにさせないままに、病名だけを増やしたところで、それは「無益無実」なことと嘆じている（『形影夜話《けいえいやわ》』）。

杉田玄白によって批判された漢医は病を固定的実体的に捉えず、体内を流れる気血の異常、時間とともに変化する徴候を症候群として把握するものである。それに対して玄白の蘭方医学・西洋医学のほうは解剖知識を駆使して器質的な病変、実体として特定できる局所的な病因の追求に努めており、一九世紀以降の急速な診断・検査技術の進歩によって、病名数を飛躍的に増加させたのである。ＷＨＯ（世界保健機関）の定める「疾病及び関連保健問題の国際統計分類第一〇回修正」（一九九〇年の世界保健総会にて採択）にしたがえば、その項目数は約一万四〇〇〇にもおよんでいる。

漢医における病の捉え方が西洋医学のそれと大きく異なっているため、漢医を正統医学として認めていた前近代社会で用いられていた病名が、現代医学の何に相当するのか、史料的な制約もあって同定はむつかしいものとなっている。『王朝貴族の病状診断』の特長は、この困難な作業に臨床医の立場から果敢に取り組んでいるところにある。

本書の著者服部敏良氏は一九〇六（明治三十九）年岐阜県に生まれ、一九三二（昭和七）年に名古屋医科大学を卒業されている。早くより診療のかたわら医学史研究に取り組まれ、終戦の前夜には第一著の『奈良時代医学の研究』（一九四五年）を刊行。その後、『平安時代医学の研究』（一九五五年）、『鎌倉時代医学史の研究』（一九六四年）、『釈迦の医学』（一九六八年）、『室町・安土桃山時代医学史の研究』（一九七一年）、『加藤磯足』（一九七四年）、『王朝貴族の病状診断』（一九七五年）、『江戸時代医学史の研究』（一九七八年）、『日本医学史研究余話』（一九八一年）、『無私庵雑記』（一九八二年）、『英雄たちの病状診断』（一九八三年）、『近代諸家の死因』（一九八六年）を著わし、前近代社会における医学史研究の第一人者となっている。愛知県一宮市にある一九〇一（明治三十四）年開院の山下病院第一〇代院長を三十余年にわたって務められたのち、一九九二（平成四）年六月に逝去されている。医学史研究への情熱が長寿をもたらしたものと思われる。

『王朝貴族の病状診断』は『平安時代医学の研究』の姉妹編ともいうべきもので、それは『平安時代医学の研究』の復刻本（科学書院、一九八〇年）に付された補注において、服部敏良氏ご自身が述べていることである。すなわち、「本書（『平安時代医学の研究』）が刊行されたのは昭和三十年のことである。その数年後に、ある先学から、ユニークな著ではあるが、古記録の渉猟が足らぬと指摘されたが、何分にもあの頃の国内事情では、われわれ地方に住む者が古記録をひもとくごときことは、ほとんど不可能に近い状況であった。ところが、昭和四十年頃から、古記録が相ついで出版されるようになり、われわれも容易にこれに接することができるようになった。それを機会に前述の指摘を想起し、既刊の古記録を渉猟して、その中に記された当時の病気や治療法などを検討した。その成果をまとめたのが、『王朝貴族の病状診断』（吉川弘文館）である。それは、まず古記録に記された当時の病気を、現代医学の立場から明らかにすると共に、『平安時代医学の研究』に述べた所説の足らざる点を補足することにつとめた」と記されている。

この補注にみるように、『王朝貴族の病状診断』は平安期の公家貴顕が書き残した古記録（日記）にみられる主要な疾病を取り上げ、その同定作業をすること、また古記録に登場する天皇や后妃、貴族らの病状を診断すること、の二つから成っている。その精度を上げるために、平安期の物語・説話集、医書のほか、近世の随筆集にも目配りし傍証としている。私もしばしば経験していることであるが、近世の随筆集の著者・編者らの博引旁証ぶりと、その考察の鋭さには驚かされる。服部敏良氏もきっと同様な感想をもたれたのではなかろうかと思われる。

さて本論であるが、第一部第一は平安期に比較的多くみられた一〇の病を取り上げている。そこでは、まず古代中国の医書と日本の『医心方』に拠って病態・病理を記述し、ついで古記録や物語・説話集に記載されている諸症状の整理分析に入り、それが現代医学でいう何に当たるのかを、医学史の先学富士川游《ふじかわゆう》の『日本医学史』（一九〇四年）をおもに参照しながら、解説するという体裁がとられている。

一〇の病の中で服部敏良氏がもっとも解明に意を注いでいるのは、いろいろに解釈されている風病である。複雑な病であるとしながらも、該病は現今の風邪をも包括した中枢性・末梢性神経系の病気であると結論づけている。つづいて寸白《すばく》は貧血・浮腫・腹痛をともなう條虫《じょうちゅう》（さなだむし）症であるとし、飲水病は糖尿病、物怪《もののけ》の病は小心にして繊細な神経性体質の持主に頻発する心因性疾患、二禁《にきん》（にきみ）はおでき、閻腫《ちんしゅ》は陰茎《いんけい》・陰嚢《いんのう》の腫れ、瘧病《ぎゃくびょう》（わらはやみ・えやみ・おこりやみ）は蚊が媒介するマラリヤ、霍乱《かくらん》は嘔吐《おうと》・下痢《げり》を主訴とする急性胃腸炎、腹病は腹部の病気の総称、胸病は胸部の病気の総称と解釈している。臨床医による推定であるので説得力がある。

第二は藤原為房の妻（源頼国女）の仮名書状にみられる病と看病の様子を紹介するもので、内容は比叡山に稚児として上がった愛児が痘瘡《とうそう》（天然痘）に罹って下山し、母親のもとで療養していたときの症状と、その経過を山の師僧に報じたものである。

次に第二部第一は歴代天皇の病状診断である。ここで多くの頁を割いているのが冷泉《れいぜい》・花山《かざん》両天皇のそれである。「一部史家があたかも精神病者であったかのごとく宣伝」していたという両天皇の病状を伝える典拠史料を検証し、病症の詳細な分析を行い、結論として両天皇の「狂気」は藤原氏によって仕組まれた謀略であったと述べている。そして、仮に典拠史料が実事を伝えているのであれば、冷泉天皇は幼時より早発性自閉症の傾向があり、やがてこれを基とする症候性精神病、統合失調症の症状が現れたのであり、一方、花山天皇のほうは「狂気」ではなく、個性豊かで絵画や和歌に秀でた方であったと論じている。

つづいて冷泉天皇の子三条天皇の眼病については、藤原道長との確執によって生じた炎症性緑内障であったとし、金液丹の服用によるヒ素中毒ではなかったという。次に円融天皇の病歴を紹介し、死因は胃がんのごときものかと推定する。白河天皇については霍乱と風病、堀河天皇については風病と肺炎といった病歴を紹介している。

第二は王朝貴族の病状診断である。まず藤原実頼《さねより》、その弟の師輔《もろすけ》の両名は風病と肺炎、師輔の子の伊尹《これただ》は糖尿病、同じく師輔の子の兼家は物怪（怨霊）、兼家の子の道隆、道隆の子の伊周《これちか》は糖尿病、同じく道隆の子の隆家は眼の外傷を煩っていたとし、糖尿病についての遺伝を指摘する。

一家三后の栄を誇った藤原道長の病歴については、ここがたいへん興味深いところであるが、わが世の春を謳歌したころの道長が華やかさとは裏腹に、糖尿病と白内障、胸病に罹っており、顔色はさえず身体はやせ衰え、哀れな状態であったと分析している。さらに晩年においては痢病と背中に生じたできものに苦しみ、排膿のための針の痛みに耐えかねつつ、息を引き取ったのであるという。道長の子の頼通は風病と瘧病を煩いながらも八三歳の天寿を全うし、また実頼の養子の実資も健康に留意して八九歳の長寿を得ているとし、その生涯を振り返っている。

つづいて后妃女院の病状診断に移っているが、そこでは早婚・出産による負担が短命の大きな原因に成っていたことを論証する。まず村上天皇の女御安子《にょうご》、花山天皇の女御忯子《きし》、一条天皇の皇后定子、後一条天皇の東宮尚侍嬉子《しょうじきし》がいずれも妊娠中、あるいは出産直後に死亡し、三条天皇の皇后妍子《けんし》が風病、後一条天皇の中宮威子が疱瘡、白河天皇の女媞子《ていし》内親王が邪気と肺炎、そして冷泉天皇の女御超子および花山院の女御原子が頓死した状況を解説している。

その他の人びとの病状診断としては、天台座主慶円が重症の腸炎にて死亡したこと、源俊明の死因となった病名が不詳なこと、源俊房が疱瘡を煩ったことなどが紹介されており、大江匡房《おおえのまさふさ》の性格的な欠陥についても言及されている。

以上、大雑把な紹介となったが、服部敏良氏ご自身が述べているように、史料をよく渉猟されており、手堅い論考となっている。ひとつ欲をいわせてもらえば、病がその者の生涯にどんな影を落とすことになったのか、そのあたりの記述があれば、第二部は陰影に富んだ人物小伝としておもしろく読めたものと思われる。

〈二〇〇六年六月〉

（しんむら・たく　北里大学教授）

索　引

病　名

あ　行

か　行

さ　行

た　行

な　行

は　行

ま　行

や　行

ら　行

わ　行

人　名

あ　行

か　行

さ　行

た　行

な　行

は　行

書　名

あ　行

か　行

さ　行

著者略歴

一九〇六年　岐阜県に生まれる
一九三二年　名古屋医科大学卒業
元山下病院長、医学博士、文学博士
一九九二年　没

〔主要著書〕
奈良時代医学の研究　平安時代医学の研究　鎌倉時代医学史の研究　室町・安土桃山時代医学史の研究　江戸時代医学史の研究　近代諸家の死因

王朝貴族の病状診断〈新装版〉

一九七五年(昭和五十)六月二十八日　第一版第一刷発行
二〇二〇年(令和二)一月二十日　新装版第一刷発行

著　者　服《はっ》部《とり》敏《とし》良《ろう》
発行者　吉川道郎
発行所　株式会社 吉川弘文館
郵便番号一一三―〇〇三三
東京都文京区本郷七丁目二番八号
電話〇三―三八一三―九一五一〈代表〉
振替口座〇〇一〇〇―五―二四四
http://www.yoshikawa-k.co.jp/
印刷＝株式会社 平文社
製本＝誠製本株式会社
装幀＝清水良洋・高橋奈々

ISBN978-4-642-08373-7

日本医療史

新村　拓編

四六判・三八二頁・原色口絵四頁／三五〇〇円

古代から現代まで、医療はどのような道をたどってきたのか。平安人を襲った病、戦国の医療政策、越中富山の薬売り、国民皆保険制度の成立などを、豊富な表・図版を用いて詳説。命を守る闘い＝医療の歴史を振り返る。

江戸時代の医学　名医たちの三〇〇年

青木歳幸著

四六判・三〇四頁／三二〇〇円

日本医学の制度や思想の源流は江戸時代にあった。曲直瀬道三・杉田玄白・華岡青洲・シーボルト・緒方洪庵ら名医から、無名の在村蘭方医まで。新視点を交えつつ江戸時代医学史を通観。日本医学の特質と課題を解明する。

漢　方　中国医学の精華（読みなおす日本史）

石原　明著

四六判・二三二頁／二二〇〇円

現代医学と異なる次元で生命や疾病を考え、数千年に及ぶ実績が昇華した医学＝漢方。その特色と精神を探るため、中国医学の思想と歴史を解明し日本における発展を辿る。独特の診断と治療、漢方薬処方の例を提示する。

（価格は税別）

吉川弘文館